Leitsymptome in der Aurachirurgie Band 8

AF206483

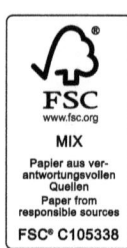
Meiner Familie gewidmet.

Mathias Künlen

Leitsymptome in der
Aurachirurgie

Medizin im
21. Jahrhundert

Band 8

Impressum:
Herausgeber: IFA Institut für Aurachirurgie AG, Fürstentum Liechtenstein
Autor: Dr. Mathias Künlen
Layout: Carsten Kienle
Umschlaggestaltung: Dr. Mathias Künlen, Carsten Kienle
Internet: www.aurachirurgie.me
E-mail: info@aurachirurgie.me

© 2018
Herstellung und Verlag: BoD – Books on Demand, Norderstedt.
ISBN: 9783746096407

Bibliografische Information der Deutschen Nationalbibliothek

Die Deutsche Nationalbibliothek verzeichnet diese Publikation in der Deutschen National-
bibliografie; detaillierte bibliografische Daten sind im Internet über http://dnb.d-nb.de
abrufbar

1. Auflage 2018

HINWEIS: Wie jede Wissenschaft ist die Medizin ständigen Entwicklungen unterworfen.
Forschung und klinische Erfahrung erweitern unsere Erkenntnisse, insbesondere was die
Behandlung von Krankheiten anbelangt.

Herausgeber und Verlag haben große Sorgfalt darauf angewandt, dass alle Empfehlungen dem
aktuellen medizinischen Wissensstand entsprechen. Für Angaben von Applikationsformen und
Therapiehinweisen kann vom Autor und Verlag keine Gewähr übernommen werden. Jeder
Benutzer ist angehalten, durch sorgfältige Prüfung und gegebenenfalls nach Konsultation
eines Spezialisten festzustellen, ob die beschriebenen Therapiemöglichkeiten im konkreten
Fall anwendbar sind. Jede Therapieanwendung geschieht auf eigene Gefahr des Benutzers.
Autor und Verlag appellieren an jeden Benutzer, ihm etwa auffallende Ungenauigkeiten
mitzuteilen.

Inhalt

Einleitung

Dieses Buch illustriert Fallbeispiele der Aurachirurgie anhand von Leitsymptomen. Die Reihenfolge der Leitsymptome ist absichtlich ungeordnet bzw. nicht nach Fachrichtungen sortiert. Dies entspricht dem „täglichen Brot" des praktizierenden Aurachirurgen, indem die Patienten während eines Tages ganz unterschiedliche Beschwerden präsentieren. Die Fallbeschreibungen illustrieren, wie vielfach verschlungen die diagnostischen Pfade und differentialdiagnostischen Überlegungen sein können, bis letztlich eine wirksame Therapiemethode erkannt wird. Ausgehend von einem Leitsymptom werden die aurachirurgischen Untersuchungen am Patienten auch mithilfe der nicht-linearen Systemanalyse durchgeführt. Alle Fallbeispiele stehen exemplarisch für die Vorgehensweise in der energetisch-informatorischen Methode der Aurachirurgie, eine Vorgehensweise, die sich von der morphologisch orientierten Schulmedizin unterscheidet.

Aurachirurgie versteht sich als Ergänzung zu etablierten Medizinsystemen wie der Schulmedizin oder der Komplementärmedizin. Sie erhebt explizit keinen Anspruch auf Alleingültigkeit und sollte hinsichtlich ihrer Indikationsstellung stets vergleichend abgewogen und unter Umständen ergänzend angewendet werden.

Aurachirurgie hat inzwischen einen hohen wissenschaftlichen Standard erreicht, mit der Möglichkeit zur bildlichen Darstellung und gar quantitativen Messung von seelisch-geistigen Störungen. Sowohl im Rahmen der Diagnostik als auch insbesondere in der Vorabtestung von Therapieansätzen und in der Erfolgsmessung von aurachirurgischen Behandlungen gibt es beeindruckende Fortschritte des geistigen Heilens, wie man sie bis vor kurzer Zeit noch für unmöglich gehalten hätte. Mit den in diesem Buch gezeigten Verfahren und Methoden steht die Aurachirurgie den wissenschaftlichen Standards der westlichen Schulmedizin nicht mehr nach, im Gegenteil, sie führt in Bereiche des Heilens, von denen die Schulmedizin gegenwärtig weit entfernt ist. An dieser Stelle sei betont: Geistiges Heilen mittels Aurachirurgie beschreibt keine Wunderheilung. Die Wirksamkeit und der Erfolg der Aurachirurgie ist dem speziellen Zugang zum Patienten zu verdanken, einem klar definierten und exakt anwendbaren energetisch-informatorischen Weg.

Seit Jahren arbeite ich mit großer Begeisterung als Aurachirurg. Immer wieder bin ich beeindruckt, ja geradezu verblüfft, welch schlüssigen Erklärungen ich mit dieser Methode bei meinen Patienten für ganz unterschiedliche Symptome und Krankheitsbilder finde, und mit welcher Wirksamkeit ich zur Heilung beitragen kann.

Hinweis: Wenn in diesem Buch von „Arzt" die Rede ist, so wird dies verstanden im Sinne dessen, der heilt. Der Begriff umfasst somit auch Heilpraktiker, Therapeuten und Heiler. Dabei beinhaltet der Begriff „Arzt" sowohl den männlichen Arzt als auch die weibliche Ärztin. Ebenso bezieht sich der Begriff „Patient" auch auf „Patientin". Um die Lesbarkeit des Textes zu erhöhen, werden hier nur die männlichen Formen verwendet.

Triesen, Liechtenstein im Dezember 2019.

Leitsymptome

In den folgenden Fallbeispielen finden sich zahlreiche Abbildungen der nicht-linearen Systemanalyse. Angezeigt werden immer zwei Bilder, das obere zeigt den Ausgangsbefund, das untere den Befund nach Invertierung eines Einfluss-faktors, z.B. Elektrosmog. Eine Invertierung ist an sich noch keine Therapie, sondern dient nur zur diagnostischen Eingrenzung. Sie untersucht, ob sich die Reaktion eines Organsystems verändert, sobald man einen Kausalfaktor aus der Betrachtung herausnimmt, z.B. einen Candida albicans als Kausalfaktor im Darm. Verbessert sich die Reaktion bei nochmaliger NLS-Analyse durch Invertierung, so zeigt dies, dass dieser Kausalfaktor entsprechend verantwortlich zu machen ist für die schlechte energetische Ausstattung des jeweiligen Organs. Bleibt der Befund hingegen gleich oder verschlechtert sich gar, so bedeutet dies, der der angenommene Kausalfaktor keine Rolle spielt bzw. dass die Anfrage an das NLS-Analysesystem falsch formuliert ist. Durch Invertierung lassen sich viele Kausalfaktoren schnell und unkompliziert prüfen: Mikroorganismen wie Bakterien, Pilze, Protozoen oder Viren, allergene Substanzen, Nahrungsmittel, aber auch Medikamente, die dem Patienten testweise zugegeben oder auch weggenommen werden. Auf diese Weise lässt sich untersuchen, ob ein bereits gegebenes Medikament Nutzen bringt oder eher schadet. Gleichermaßen lässt sich evaluieren, was ein neu gegebenes Medikament entsprechend am Organsystem energetisch verändern würde.

Die Klassifikation geschieht durch farbliche Markierungen, entsprechend den Schulnoten, 1 ist die beste Note, 6 die schlechteste (helle Vielecke die Note 1, helle Kreise die Note 2, nach oben gerichtete Dreiecke die Note 3, nach unten gerichtete Dreiecke sind die Note 4, dunkle Rauten sind die Note 5, schwarze Vierecke sind die Note 6).

Immunschwäche

Anamnese: Die 83 Jahre alte Patientin kommt in die Behandlung wegen ihrer Immunschwäche. Bereits vor 25 Jahren erfolgte die Diagnose von HIV, sie hatte sich bei ihrem Ehemann angesteckt, der vor 26 Jahren an der Krankheit verstorben ist. Vor ein paar Tagen Entlassung aus dem Krankenhaus, in dem sie sich eine Woche lang aufgehalten hatte. Sie hatte sich dorthin selbst begeben wegen des Verdachts auf einen Schlaganfall mit einer Hemiparese rechts, was sich dann nach Aussage der Angehörigen jedoch als allgemeiner Schwächeanfall bei einer starken Bronchitis herausstellte. Eine Lähmung des Beines bestehe nicht.

Aktuell Therapie mit dem Anti-AIDS Mittel Triumeq[1] 50-600-300, Dexamethason 4 mg, Pantoprazol 40 mg, Ramipiril 2,5 mg. Die Medikation wird soweit gut vertragen, die Viruslast ist aktuell kaum mehr messbar. Dieser Befund ist insofern bemerkenswert, als die Patientin mit 25 Jahren Überlebenszeit zu den Langzeitüberlebenden einer HIV-Infektion gehört.

Die Patientin leidet gegenwärtig unter einer schweren Harnblaseninfektion mit Schmerzen beim Wasserlassen. Darüber hinaus hat sie einen Blähbauch, insbesondere postprandial, chronische Müdigkeit, depressive Stimmung und Muskelschmerzen. Auch hat sie eine sensomotorische Schwäche im rechten Bein.

---

[1] Triumeq wird zur Behandlung der Infektion mit dem humanen Immundefizienzvirus (HIV) bei Erwachsenen und Kindern über 12 Jahren angewendet. Triumeq enthält drei Wirkstoffe, die zur Behandlung der HIV Infektion eingesetzt werden: Dolutegravir, Abacavir und Lamivudin. Dolutegravir ist eine virenhemmende Substanz aus der Gruppe der sogenannten Integrase-Inhibitoren. Abacavir und Lamivudin sind virenhemmende Substanzen aus der Gruppe der sogenannten nukleosidanalogen Reverse-Transkriptase-Hemmer (NRTIs). Triumeq bewirkt keine Heilung der HIV-Infektion; es verringert die Menge der Viren im Körper und hält die Zahl auf einem niedrigen Niveau. Triumeq erhöht ausserdem die Zahl der CD4-Zellen in Ihrem Blut. CD4-Zellen sind ein Typ von weissen Blutkörperchen, die bei der Infektionsabwehr des Körpers eine wichtige Rolle spielen. Triumeq enthält Abacavir und Dolutegravir. Beide Wirkstoffe können eine schwerwiegende allergische Reaktion (Überempfindlichkeitsreaktion) hervorrufen. Diese Reaktionen traten häufiger bei Personen auf, die Abacavir-haltige Arzneimittel einnehmen. Jeder, der Triumeq einnimmt, kann eine Überempfindlichkeitsreaktion entwickeln, die lebensbedrohlich sein kann, wenn Triumeq weiterhin eingenommen wird. Untersuchungen haben gezeigt, dass Personen mit dem Allel HLA-B (Typ 5701) mit grösserer Wahrscheinlichkeit überempfindlich auf Abacavir reagieren. Auch wenn der Patient diesen Gen-Typ nicht aufweist, ist es jedoch immer noch möglich, dass eine Überempfindlichkeitsreaktion auftritt. Entsprechend sollten Patienten auf dieses Allel hin getestet werden, bevor ihnen Triumeq verschrieben wird. Neben einer Überempfindlichkeitsreaktion kann es auch zu Autoimmunerkrankungen kommen: Die Symptome einer Autoimmunerkrankung können erst viele Monate nach Therapiebeginn auftreten. Solche Symptome sind Muskelschwäche und/oder Muskelschmerzen, Gelenkschmerzen oder Gelenkschwellungen, eine Schwäche, die in den Händen und Füssen beginnt und aufwärts zum Rumpf fortschreitet (Guillain Barre Syndrom), Herzklopfen oder Zittern, Hyperaktivität (exzessive Ruhelosigkeit, Bewegungsdrang)

Aurachirurgie: Die folgenden Analysen finden in Abwesenheit der Patientin statt. C-reaktives Protein CRP ist mit 56,1 mg/l als Zeichen einer akuten Entzündung deutlich erhöht.

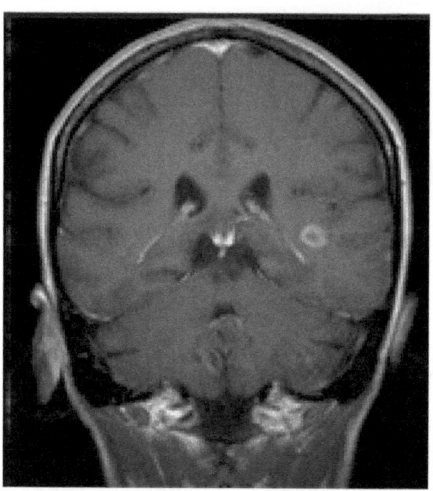

Abb. 1: MRT des Schädels: Raumforderung zunächst unklarer Genese im Temporallappen links. Die Lokalisation passt zu der beschriebenen Symptomatik der Hemiparese rechts.

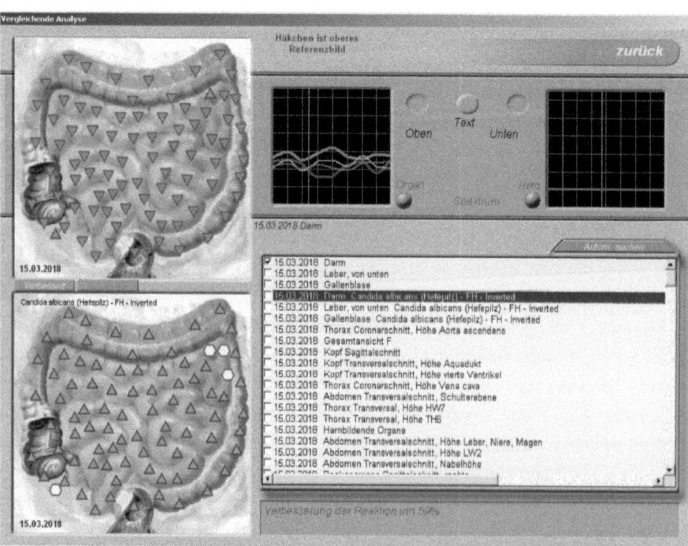

Abb. 2: Darm: Energetische Störung, bei Invertierung von Candida albicans kommt es zu einer Verbesserung der Reaktion um 59%.

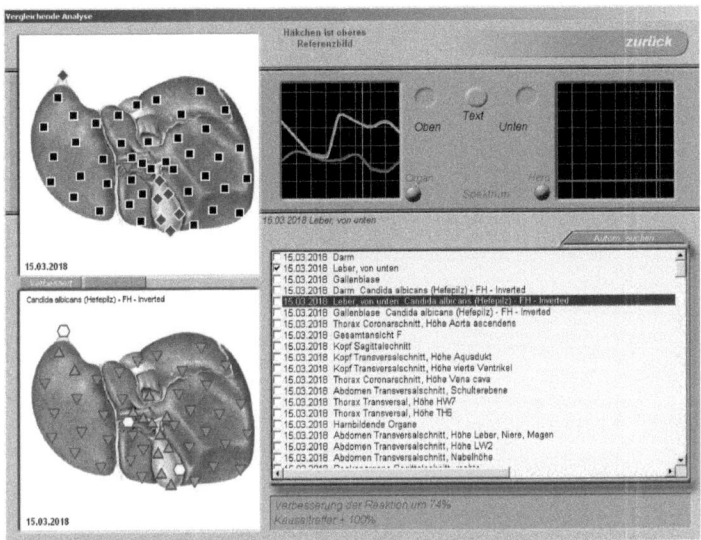

Abb. 3: *Leber von unten: Schwere energetische Störung, bei Invertierung von Candida albicans kommt es zu einer Verbesserung der Reaktion um 74%.*

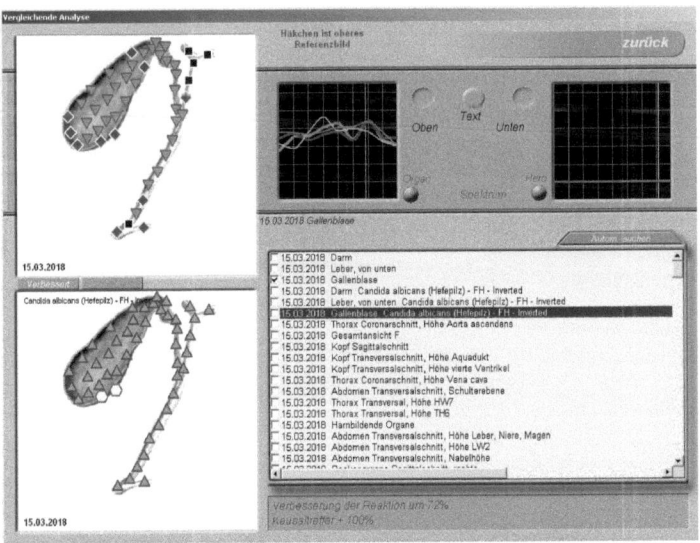

Abb. 4: *Gallenblase: Schwere energetische Störung, bei Invertierung von Candida albicans kommt es zu einer Verbesserung der Reaktion um 72%.*

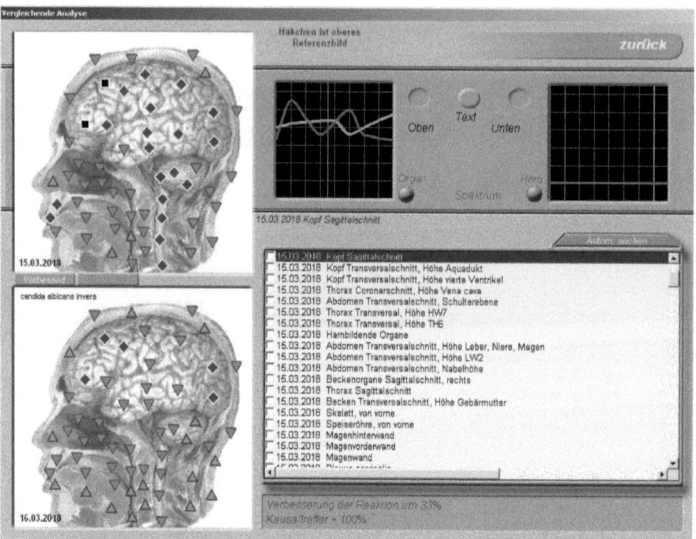

Abb. 5: *Schädel Sagittalschnitt: Schwere energetische Störung, bei Invertierung von Candida albicans kommt es zu einer Verbesserung der Reaktion um 33%. Die dunklen Markierungen im Gehirn zeigen die Müdigkeit durch die energetische Störung der Leber.*

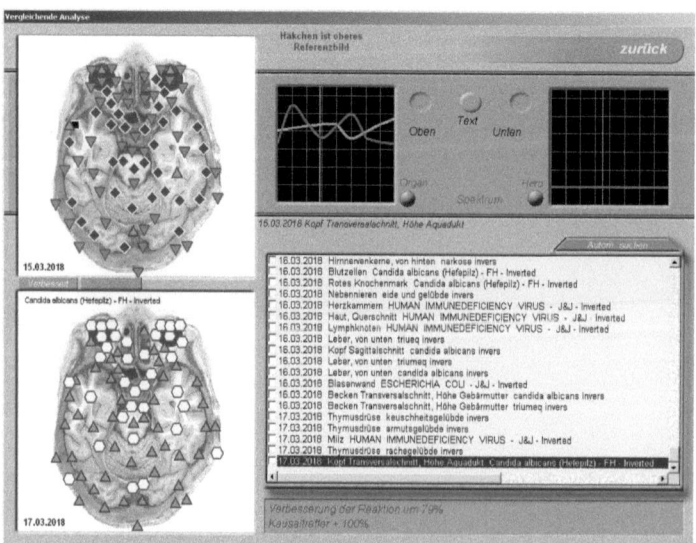

Abb. 6: *Kopf Transversalschnitt, Höhe Aquädukt: Schwere energetische Störung, bei Invertierung von Candida albicans kommt es zu einer Verbesserung der Reaktion um 79%.*

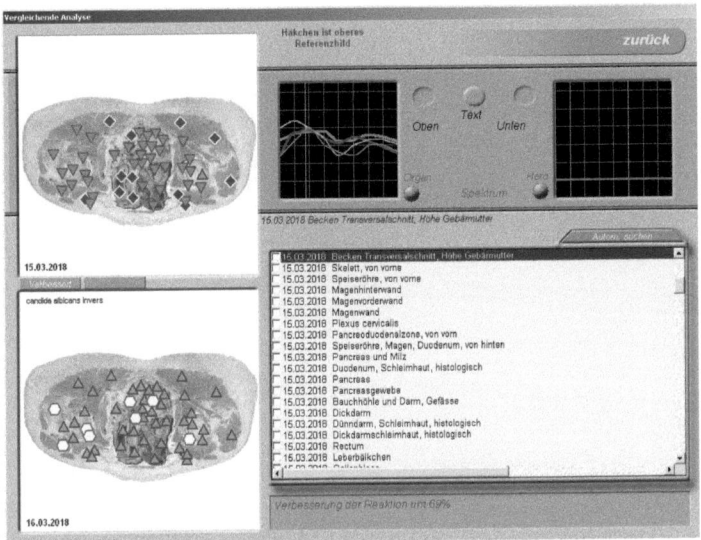

Abb. 7: *Becken Transversalschnitt: Schwere energetische Störung, bei Invertierung von Candida albicans kommt es zu einer Verbesserung der Reaktion um 69%. Die wegen der durch Candida albicans gestörten Darmflora fälschlicherweise resorbierten Nahrungsbestandteile werden durch die Leber nicht mehr metabolisiert und lagern sich in den Muskeln ab.*

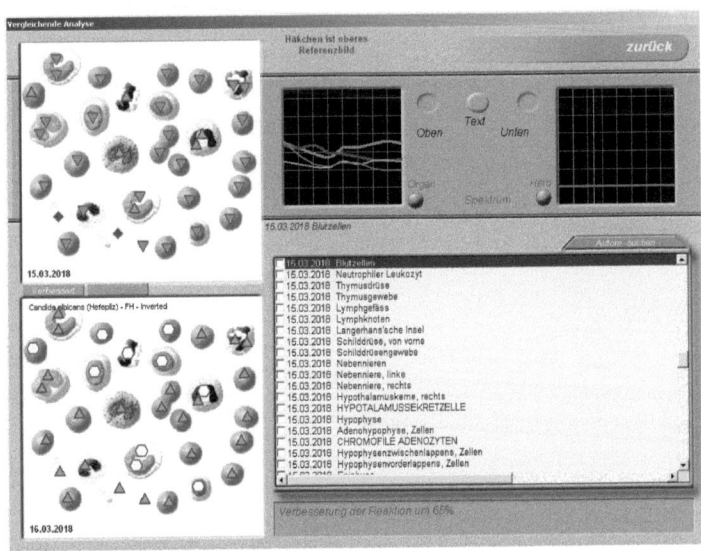

Abb. 8: *Blutzellen: Energetische Störung, bei Invertierung von Candida albicans kommt es zu einer Verbesserung der Reaktion um 65%.*

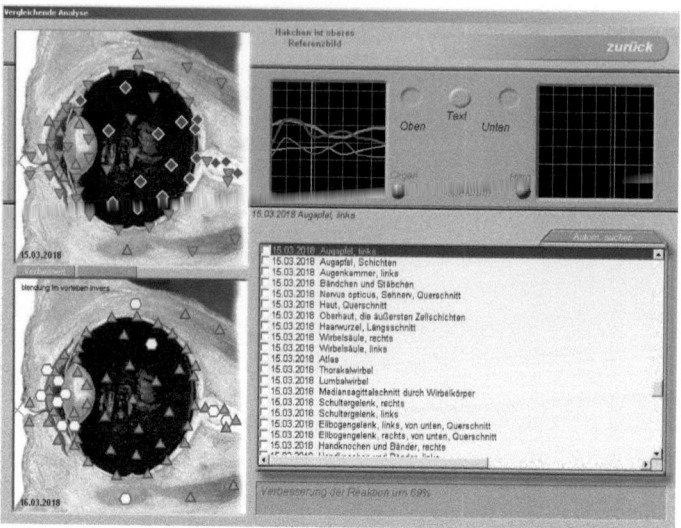

Abb. 9: *Auge rechts: Schwere energetische Störung des Darms, bei Invertierung von Candida albicans kommt es zu einer Verbesserung der Reaktion um 69%. Es handelt sich hier um einen Konsekutivbefund: Der gestörte Darm überlastet die Leber, diese wiederum steht nach TCM-Logik mit den Augen in Verbindung, die ihrerseits eine energetische Störung erfahren.*

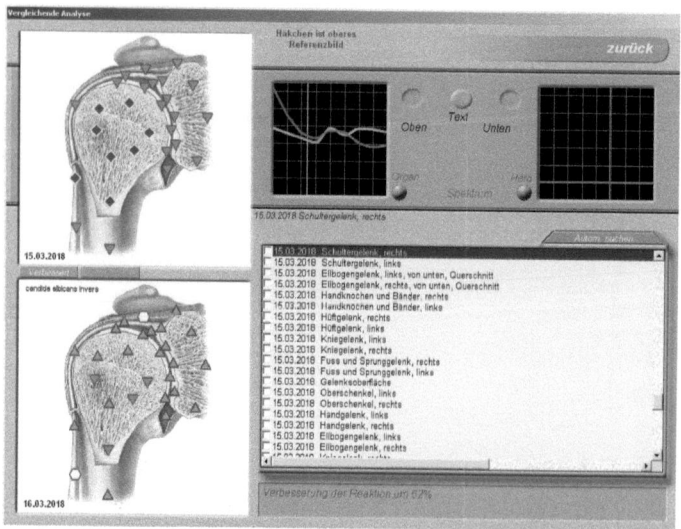

Abb. 10: *Schultergelenk rechts: Schwere energetische Störung des Schultergelenks auf Grund von Ablagerungen, bei Invertierung von Candida albicans kommt es zu einer Verbesserung der Reaktion um 62%.*

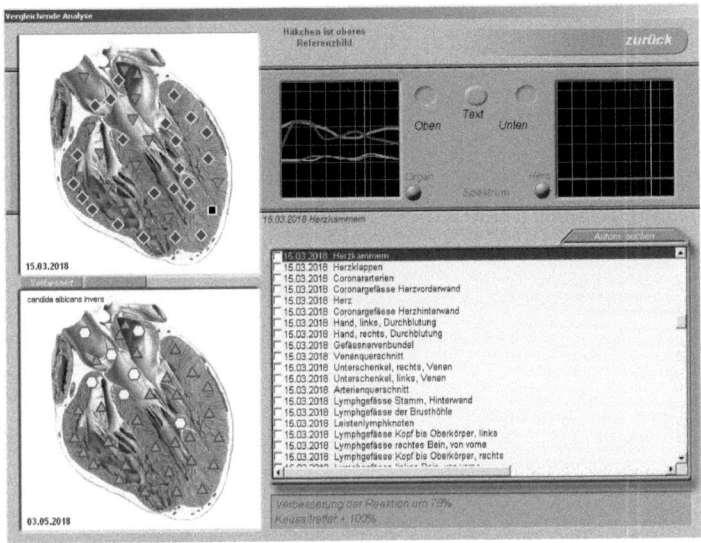

Abb. 11: Herz: Schwere energetische Störung, bei Invertierung von Candida albicans kommt es zu einer Verbesserung der Reaktion um 78%.

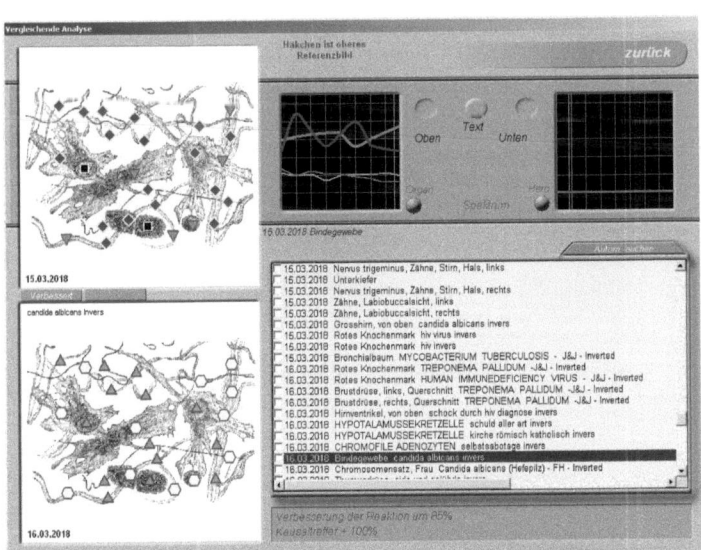

Abb. 12: Bindegewebe: Schwere energetische Störung, bei Invertierung von Candida albicans kommt es zu einer Verbesserung der Reaktion um 85%.

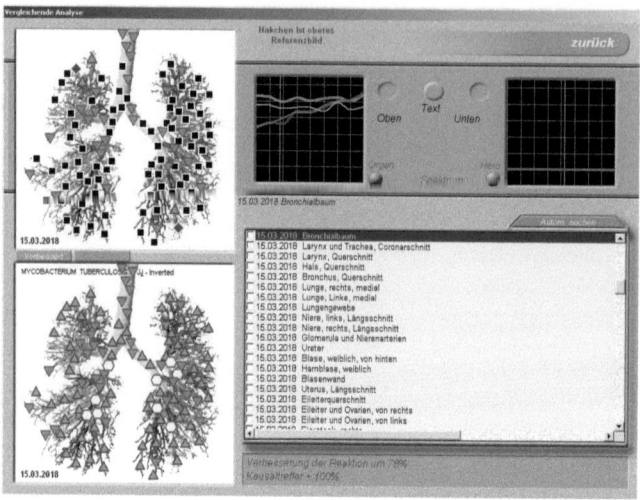

Abb. 13: *Bronchialbaum: Schwere energetische Störung des Darms, bei Invertierung von Mycobacterium tuberculosis kommt es zu einer Verbesserung der Reaktion um 78%. Die Patientin hustet nach Angabe der Angehörigen seit Jahren aus vermeintlich unbekannter Ursache, ohne dass jemals Keime isoliert werden konnten. Zwar habe der Internist auf Grund der bestehenden HIV-Infektion hier immer nach opportunistischen Infektionen gesucht, aber nie etwas gefunden.*

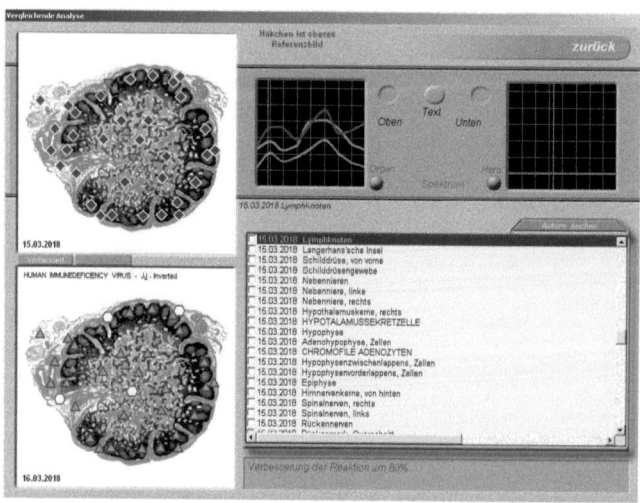

Abb. 14: *Lymphknoten: Schwere energetische Belastung, bei Invertierung von HIV kommt es zu einer Verbesserung der Reaktion um 80%.*

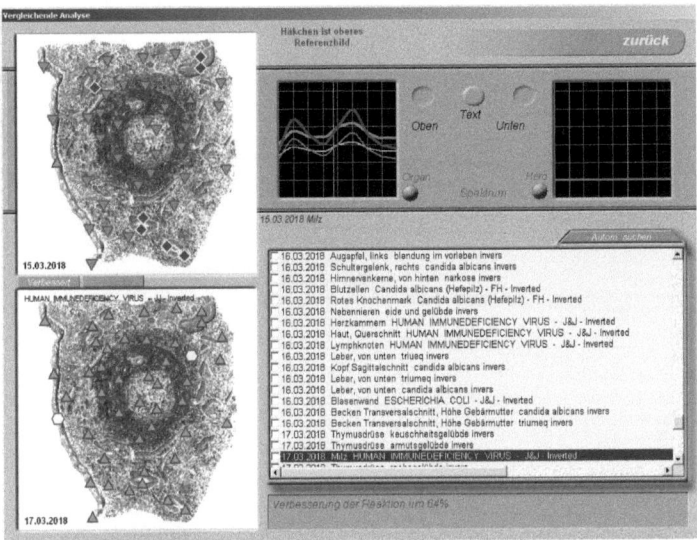

Abb. 15: *Milz: Schwere energetische Störung, bei Invertierung von HIV kommt es zu einer Verbesserung der Reaktion um 64%.*

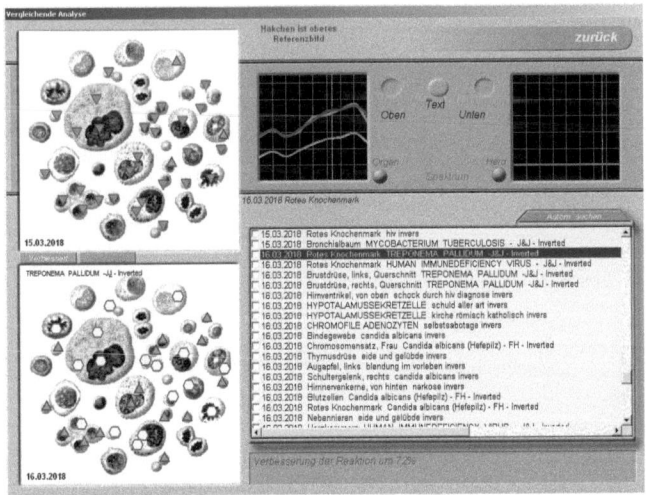

Abb. 16: *Rotes Knochenmark: Energetische Störung, bei Invertierung von Treponema pallidum kommt es zu einer Verbesserung der Reaktion um 72%. Die Patientin leidet unter einem Selbstzerstörungsprogramm, die Infektion von HIV ist wohl kein schicksalshafter Vorfall, sondern das Resultat einer inneren Programmierung einer Selbstzerstörung.*

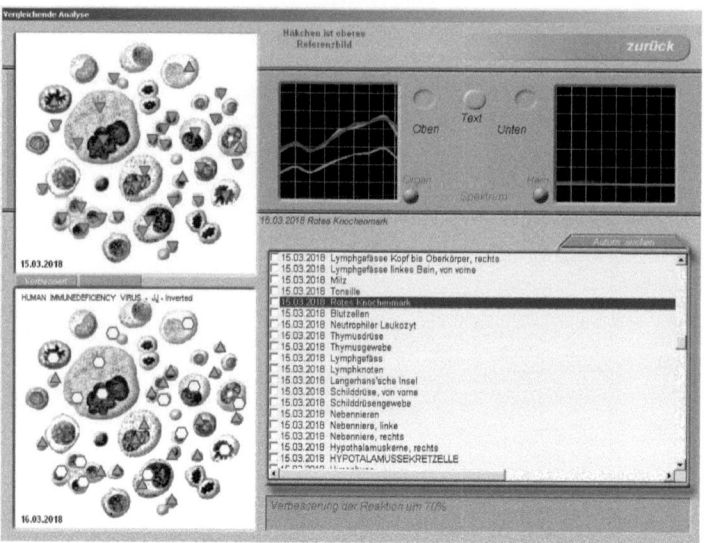

Abb. 17: *Rotes Knochenmark: Bei Invertierung von HIV kommt es zu einer Verbesserung der Reaktion um 70%. Ganz offensichtlich besteht somit durch das HI-Virus eine unmittelbare energetische Belastung im Knochenmark.*

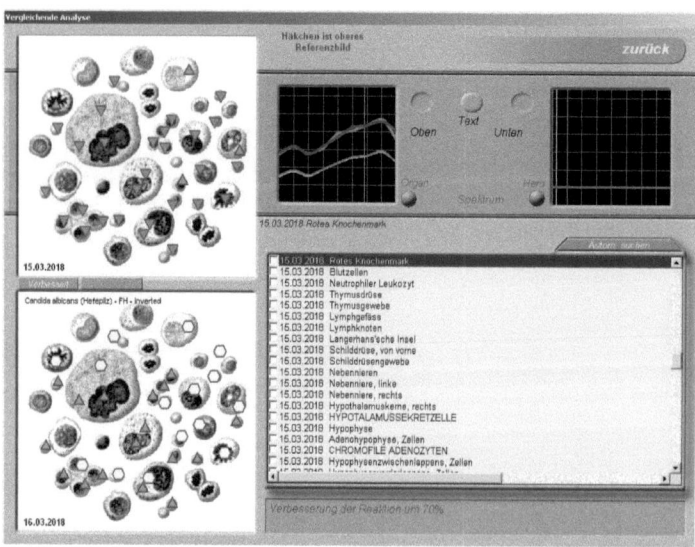

Abb. 18: *Rotes Knochenmark: Bei Invertierung von Candida albicans kommt es zu einer Verbesserung der Reaktion um 70%. Ganz offensichtlich liegt eine Mehrfachbelastung des Knochenmarks vor.*

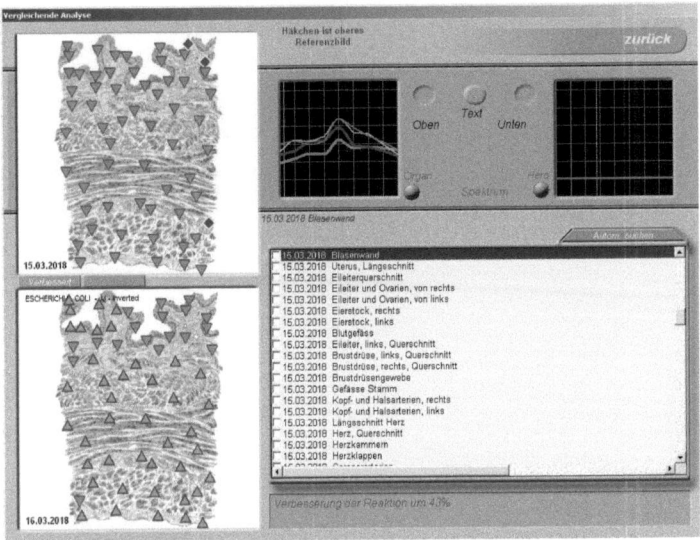

Abb. 19: *Blasenschleimhaut: Die Patientin leidet aktuell unter einem Blaseninfekt, energetische Störung, bei Invertierung von Escherichia coli kommt es zu einer Verbesserung der Reaktion um 43%.*

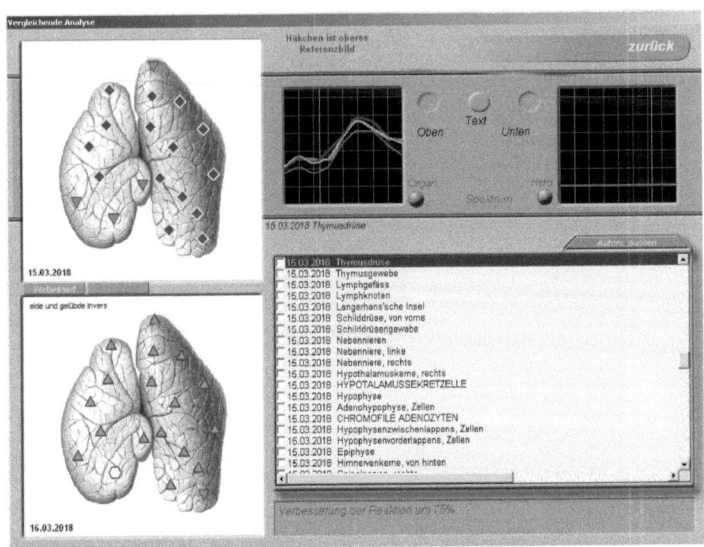

Abb. 20: *Thymusdrüse: Schwere energetische Störung, bei Invertierung von Eide und Gelübde kommt es zu einer Verbesserung der Reaktion um 75%.*

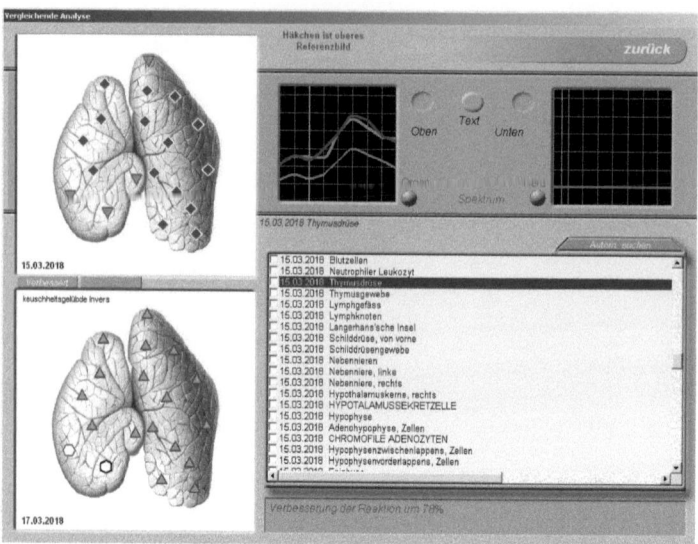

Abb. 21: *Thymusdrüse: Bei Invertierung von Keuschheitsgelübde kommt es zu einer Verbesserung der Reaktion um 78%.*

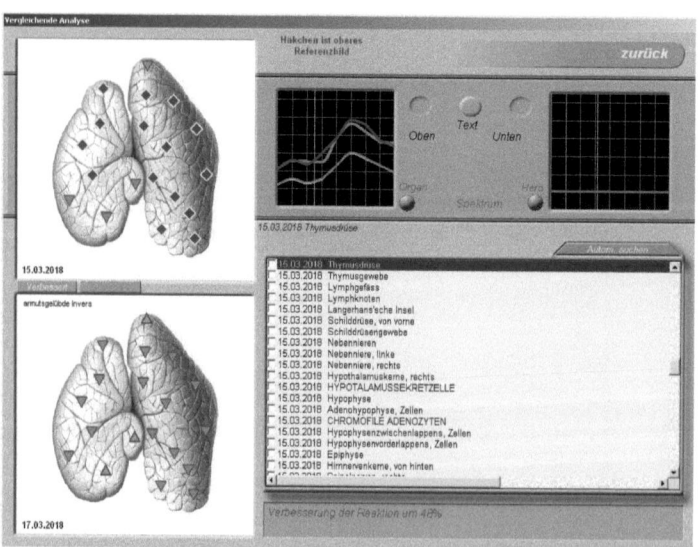

Abb. 22: *Thymusdrüse: Bei Invertierung von Armutsgelübde kommt es zu einer Verbesserung der Reaktion um 48%. Das passt zu der Darstellung, dass nach dem Tod erhebliche finanzielle Belastungen auf der Familie lasteten und man zusehen musste, wie man über die Runden kommt.*

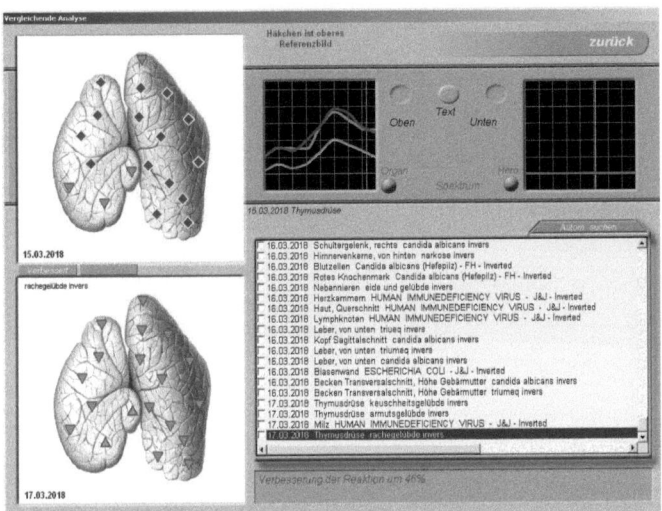

Abb. 23: *Thymusdrüse: Bei Invertierung von Rachegelübde kommt es zu einer Verbesserung der Reaktion um 46%. Ob sich das Rachegelübde gegen ihren inzwischen verstorbenen Ehemann richtet, der sie vor vielen Jahren mit HIV infiziert hatte, wird nicht weiter untersucht.*

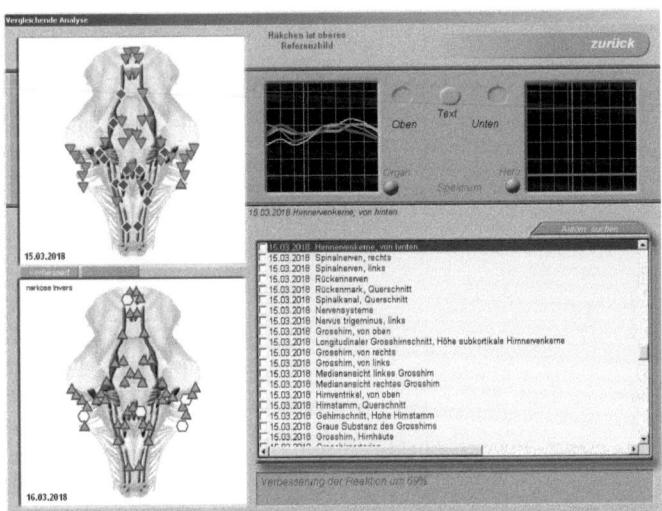

Abb. 24: *Hirnstamm: Schwere energetische Störung, bei Invertierung von Narkose kommt es zu einer Verbesserung der Reaktion um 69%. Zur Abklärung von etwaigen HIV-assoziierten Erkrankungen musste die Patientin über die Jahre hinweg zahlreiche invasive Untersuchungen unter Vollnarkose über sich ergehen lassen.*

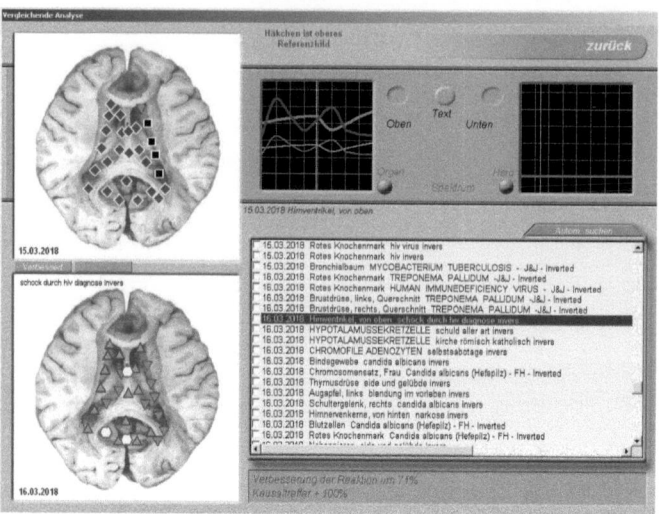

Abb. 25: *Hirnventrikel: Schwere energetische Störung, bei Invertierung von Schock durch HIV Diagnose kommt es zu einer Verbesserung der Reaktion um 71%. Die Frau hatte unmittelbar nach dem Tod Ihres Ehemannes, der elend gestorben war, erfahren, dass sie sich bei ihm infiziert hatte.*

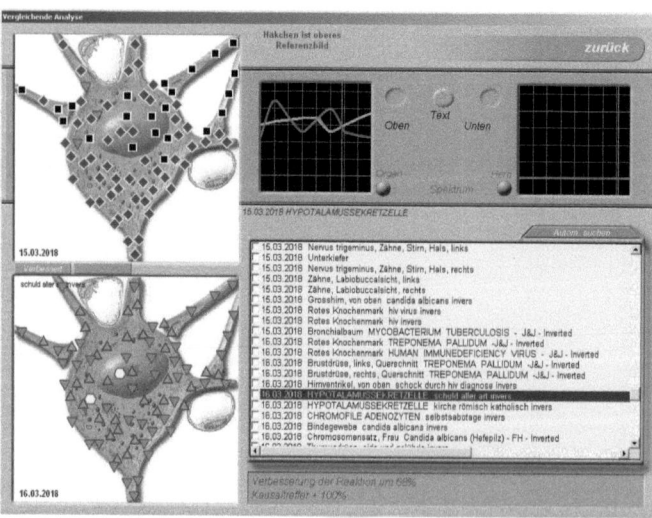

Abb. 26: *Hypothalamussekretzelle: Schwere energetische Störung, bei Invertierung von Schuld aller Art kommt es zu einer Verbesserung der Reaktion um 68%. Die Frau leidet seit 26 Jahren unter ihrer Schuld der durch Geschlechtsverkehr übertragenen Infektion.*

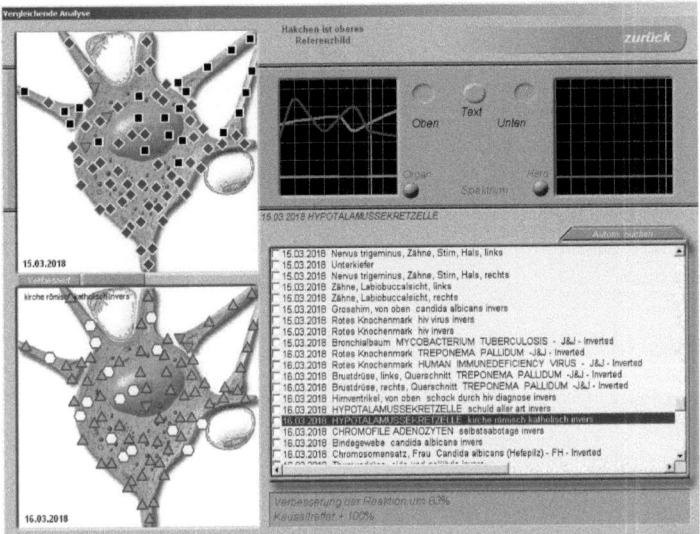

Abb. 27: *Hypothalamussekretzelle: Bei Invertierung von Kirche römisch-katholisch kommt es zu einer Verbesserung der Reaktion um 83%. Die streng katholische Frau leidet seit 26 Jahren unter der Vorstellung, sich mit HIV versündigt zu haben.*

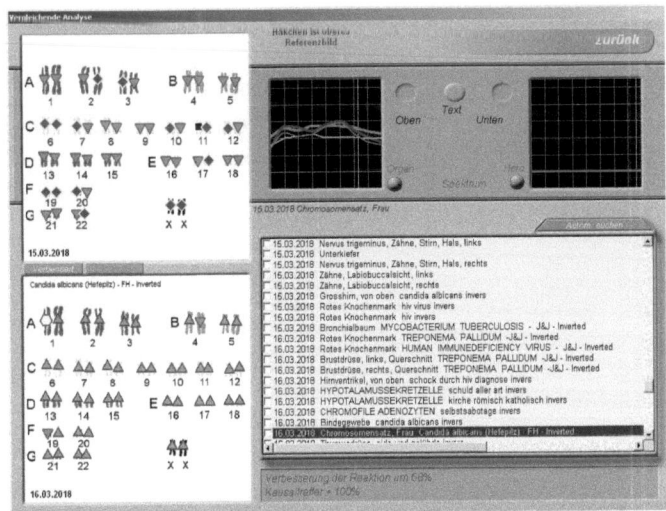

Abb. 28: *Chromosomen: Schwere energetische Störung, bei Invertierung von Candida albicans kommt es zu einer Verbesserung der Reaktion um 68%. Es ist beeindruckend, dass die Belastung durch Candida albicans in der NLS-Analyse sogar auf den Chromosomen zu sehen ist.*

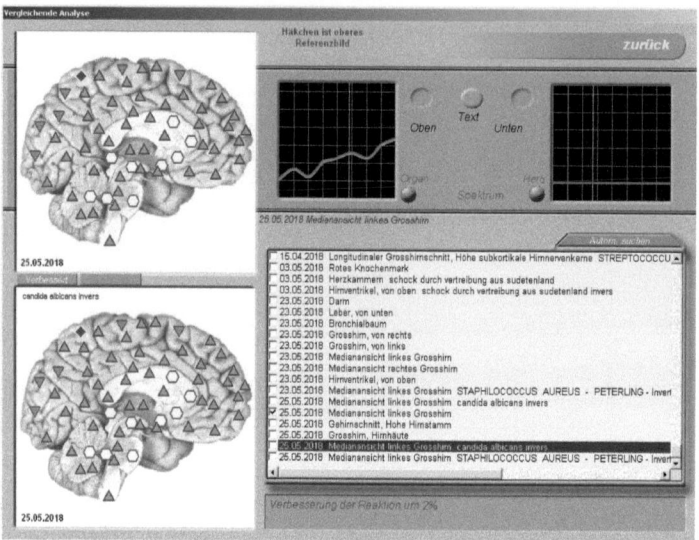

Abb. 29: *Medianansicht linkes Großhirn: Energetische Störherde, bei Invertierung von Candida albicans kommt es zu keiner nennenswerten Veränderung, die Verbesserung der Reaktionen beträgt lediglich 2%.*

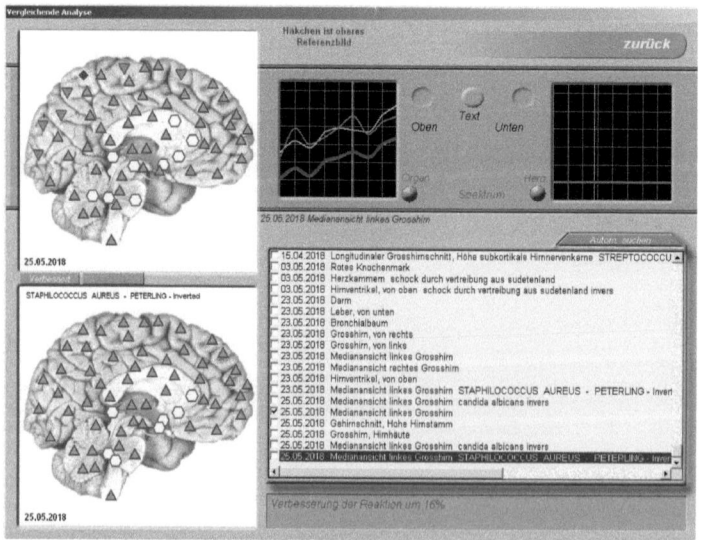

Abb. 30: *Medianansicht linkes Großhirn: Bei Invertierung von Staphylococcus aureus kommt es zu einer Verbesserung der Reaktionen um 16%. Nach Aussage der Angehörigen hat die Patientin vor 4 Jahren eine künstliche Hüfte eingesetzt bekommen und damals eine Infektion mit einem multiresistenten Keim erlitten.*

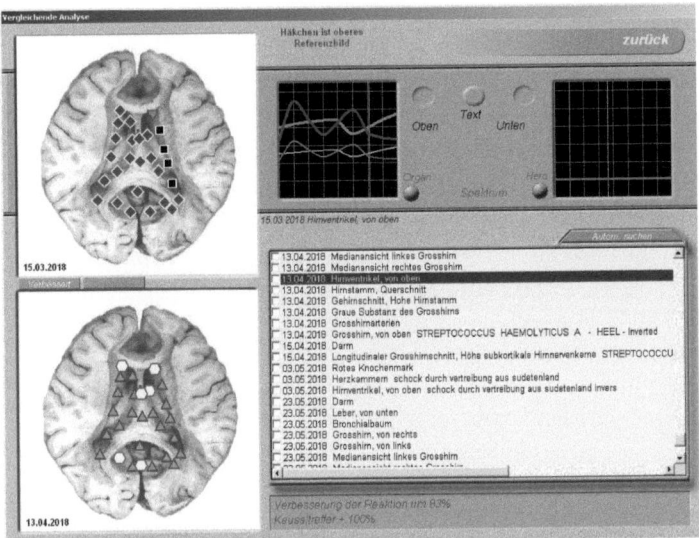

Abb. 31: *Hirnventrikel: Einen Monat nach Invertierungstherapie mittels homöopathischer Globuli hat sich die Reaktion um 83% verbessert. Auch die Reaktion im Darm, der Leber sowie des Knochenmarks haben sich deutlich verbessert. Unverändert ist jedoch der Befund im Hirn geblieben. Nach anfänglicher Aufhellung trübt die Patientin in der Folge zunehmend ein.*

Beurteilung: Insbesondere die Kombination aus dem Corticosteroid Dexamethason 4 mg und dem Magenschutz Pantoprazol 40 mg führt zu einem massiven Pilzwachstum im Darm, vorliegend Candida albicans, der sich über den gesamten Organismus verbreitet hat und die vorliegende Symptomatik erklärt. Gerade das Magenschutzmittel führt dazu, dass die Säureproduktion im Magen stark gedrosselt wird, was bewirkt, dass der physiologische Säureschutz nicht mehr existiert und dadurch fremde Keime und Pilze ungehindert den Magen passieren und in den Darm gelangen können. Therapien mit Corticosteroiden induzieren Pilzwachstum, wie aus der Schulmedizin hinlänglich bekannt. Zusätzlich erhielt die Patientin über die Jahre hinweg zahlreiche Antibiotikatherapien wegen verschiedener Infekte bei bestehender Immunschwäche durch das HI Virus, so auch im aktuellen Fall wegen der bestehenden Harnwegsinfektion. Interessant ist im vorliegenden Fall die spezifische energetisch-informatorische Belastung in der NLS-Analyse von Lymphknoten und Milz durch das HI-Virus. Dass die Patientin unter einem deutlichen Keuschheitsgelübde leidet, ist insofern bemerkenswert, als sie sich bei ihrem Ehemann mit HIV infiziert hat, der seinerseits ein promiskuitives Leben führte, während die Patientin immer sehr treu gewesen war. Durch die Schwächung des Immunsystems (HIV-Grunderkrankung, Medikamente wie Triumeq) sowie die schwere Störung des Mikrobioms können sich bakterielle Erreger ungehindert ausbreiten, im vorliegenden Fall mit Abszess-bildung im Gehirn durch Staphylococcus aureus. Nach Durchführung einer mehrwöchigen homöopathischen Ausleitungstherapie verbessern sich die ener-getischen Befund in allen oben beschriebenen Organsystemen, allerdings bleibt die Hemiparese rechts bestehen. Die Patientin wird daraufhin in die Klinik ver-legt und neurochirurgisch am Gehirn biopsiert. Es ergibt sich der Verdacht auf einen Hirnabszess, ein Erregernachweis gelingt nicht. Trotzdem erhält die Patientin eine hoch dosierte intravenöse antibiotische Kombinationstherapie, die alle Erregerspektren abdecken soll, diese zeigt jedoch keine Wirkung. Nach zwei Wochen trübt die Patientin ein und wird in eine Palliativstation verlegt, wo sie nach acht Tagen verstirbt.

Epileptische Anfälle

Anamnese: Patientin, 11 Jahre alt, kommt in die Behandlung wegen epileptischer Anfälle. Die ersten Anfälle hatte sie wenige Tage nach der zweiten MMR (Mumps, Masern, Röteln)-Impfung im April 2008. Danach blieben die Anfälle für einige Jahre ein zentrales Thema, ließen dann nach und verschwanden schließlich 2011 vollständig. 2014 erhält das Kind eine FSME-Impfung, hatte daraufhin von einem Tag auf den anderen extreme Kopfschmerzattacken sowie visuelle und akustische Halluzinationen. Kurze Zeit danach entwickelte sie wiederum epileptische Anfälle, die bis zum heutigen Tag bestehen und tendenziell eher zunehmen und auch intensiver werden. Auch hat sich der Charakter der Anfälle verändert: Waren es früher eher sog. Jackson-Anfälle[2], die mit einer motorischen Entäußerung in der linken Hand und einem Sensibilitätsdefizit losgingen und dann den Arm entlang hoch wanderten, meist jedoch ohne Bewusstseinsverlust, sind es heute eher schwere epileptische Anfälle, die von vornherein mit Bewusstseinsverlust einhergehen und an die sich die Patientin dann nicht mehr erinnern kann. Es besteht somit eine Amnesie für die Phasen der Anfälle. Diese Situation empfindet das Kind als besonders belastend, denn früher merkte die Patientin, wenn ein Anfall begann, konnte entsprechend darauf reagieren und sie hatte nicht das subjektive Gefühl eines vollständigen Kontrollverlusts, während jetzt dieser Kontrollverlust durch die unvermittelt eintretende Bewusstlosigkeit gravierend ist. Aktuell leidet die Patientin zusätzlich unter Atemnot, meint, dass sie im Sportunterricht schlecht Luft bekommt. Auch tun ihr die Muskeln und die Knie beim Sport weh. Aktuell erhält sie eine Medikation mit Lamotrigin[3] als Antiepileptikum.

---

[2] Als Jackson-Anfälle werden fokale epileptische Anfälle des Frontal- bzw. Parietallappens bezeichnet, die im Motorcortex oder somatosensorischen Cortex generieren und sich unihemisphärisch ausweiten. Jackson-Anfälle haben die Tendenz zur Generalisierung (Grand-mal-Anfall) mit finaler Bewusstlosigkeit.

[3] Lamotrigin ist ein Antiepileptikum, das seit 1993 zur Therapie von Epilepsie bei Kindern ab 12 Jahren eingesetzt werden kann. Bei einer besonderen, kindlichen Anfallsform, dem Lennox-Gastaut-Syndrom, kann Lamotrigin auch bei Kindern zwischen 2 und 12 Jahren eingesetzt werden. Lamotrigin ist relativ gut verträglich. So macht es weniger müde und beeinflusst das Denkvermögen der Patienten weniger als andere Antiepileptika. Es kommt auch seltener zu Therapieabbrüchen. Ein großer Nachteil ist, dass es häufig zu schweren Unverträglichkeitsreaktionen kommen kann. Durch eine langsame Steigerung der Dosierung kann dem vorgebeugt werden. Hauptnebenwirkungen sind: Exantheme, bis hin zum Stevens-Johnson-Syndrom, Schwindel, Doppelbilder, Ataxie. Zu Beginn der Therapie sollte die Leberfunktion überwacht werden. Bei etwa 3% der behandelten Patienten kann es zu einer paradoxen Anfallshäufung kommen.

Aurachirurgie: In der aurachirurgischen Exploration findet sich das karmische Muster der Schwarzen Magie, das erfolgreich aufgelöst wird. Sonstige karmische Belastungen sind nicht vorhanden.

Bezeichnung	Ref.-Bereich	Einheit	12.2.18 12:25	13.9.18 13:44
Chlorid	97 - 108	mmol/l	105.9	
GOT	10 - 32	U/l	31	
GPT	10 - 31	U/l	17	
GGT	0 - 39	U/l	28	
CK	bis 165	U/l	121	
Harnstoff	10 - 50	mg/dl	17	
Kreatinin	0.5 - 0.9	mg/dl	0.49↓	
Bilirubin gesamt	bis 1.0	mg/dl	0.1	
Lipase	bis 190	U/l	26	
freies T3	2.53 - 5.22	pg/ml	2.95	
freies T4	0.97 - 1.67	ng/dl	0.78↓	
TSH	0.60 - 4.84	µIU/ml	1.94	
Vitamin D (25-OH)	20 - 100	ng/ml	25	
Thyreoglobulin-Ak TAK (CLIA)*	< 115	IU/ml		< 10

Hinweis: Die angegebenen Normwerte beziehen sich auf das Erwachsenenalter.

Abb. 32: Auf wenn das Schilddrüsenhormon FT4 (freies Thyroxin) im Blut mit 0,78 ng/dl erniedrigt ist, so ist das Schilddrüsenhormon FT3 (Trijodthyronin) im Blut mit 2,95 pg/ml und auch das von der Hypophyse produzierte TSH basal (Thyroidea stimulierendes Horm) mit 1,94 mikrolU/ml im Normbereich. Das bedeutet, dass der Regelkreis zwischen Hypophyse und Schilddrüse offensichtlich intakt ist und die Hypophyse keine Hypothyreose erkennt, die es durch eine Steigerung von TSH basal zu einer Mehrproduktion von FT3 und FT4 anregen müsste. Nach Meinung der Endokrinologin sollte das Kind Schilddrüsenhormone medikamentös zu sich nehmen, bei einer vermuteten Hypothyreose.

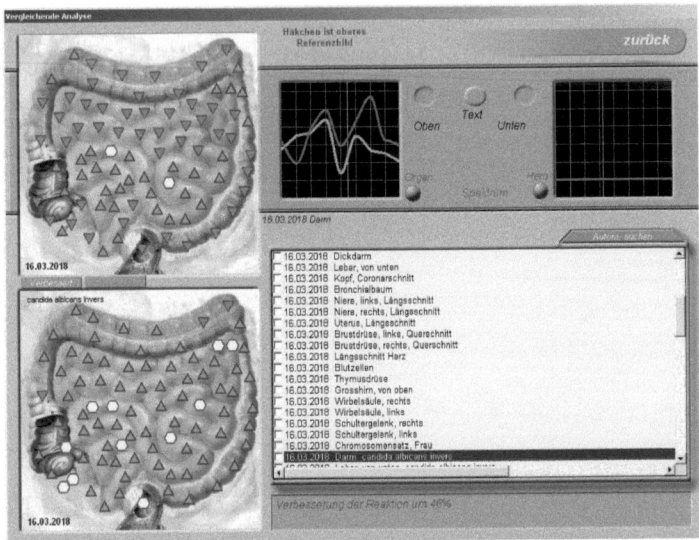

Laborbefund

| Station | : KIGN / KI |
| Fallnr. | : 1830659918 |

Untersuchung	Wert	Einheit	Referenzberei
Gepl. Entnahmezeit	10.04.18 08:28		

Nuklearmedizin (NU)

	Wert		Einheit	Referenzbereich
TSH	1.60		mU/L	0.50-4.20
FT4	0.81	↓	ng/dl	0.93-1.70
FT3	5.6		pmol/l	3.1-6.8

Abb. 33: *Auch in der Blutuntersuchung 2 Monate später zeigt sich die Verringerung von FT4 bei normalem FT3 und TSH.*

Abb. 34: *Darm: Energetische Störung, bei Invertierung von Candida albicans kommt es zu einer Verbesserung der Reaktion um 46%, d.h. es liegt eine deutliche Belastung durch Candida albicans vor.*

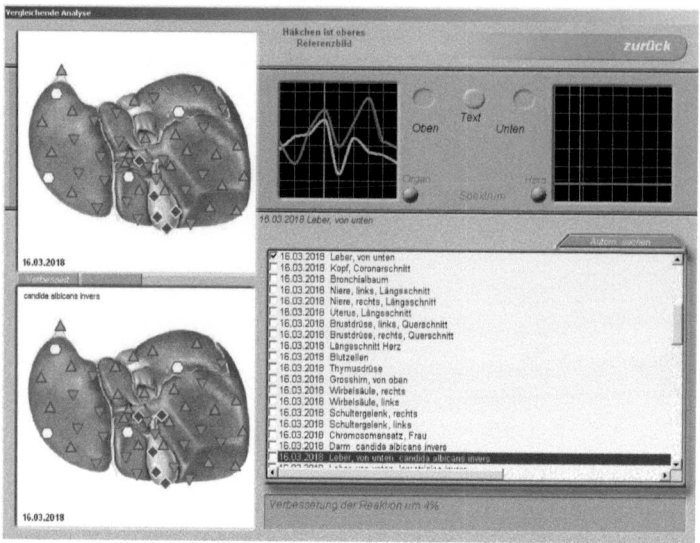

Abb. 35: *Leber: Energetische Störung, bei Invertierung von Candida albicans kommt es zu einer Verbesserung der Reaktion um nur 4%. Das bedeutet, dass sich die energetische Störung im Darm noch nicht auf die Leber auswirkt und die energetische Störung der Leber durch eine andere Kausalität hervorgerufen sein muss.*

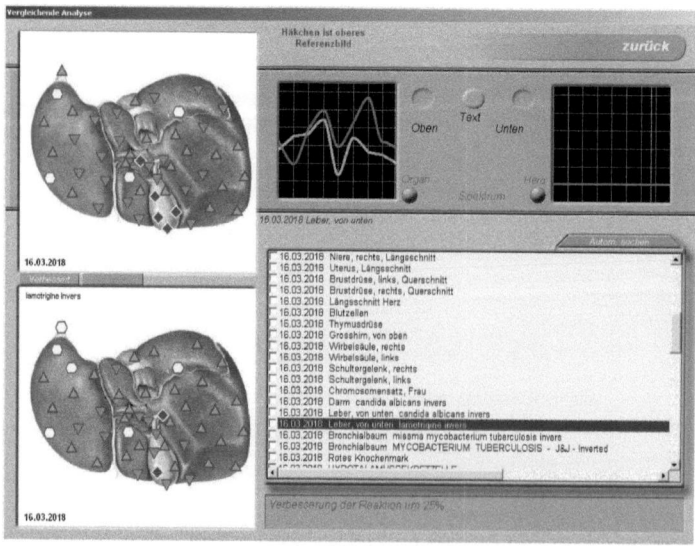

Abb. 36: *Leber: Bei Invertierung von Lamotrigine kommt es zu einer Verbesserung der Reaktion um 25%.*

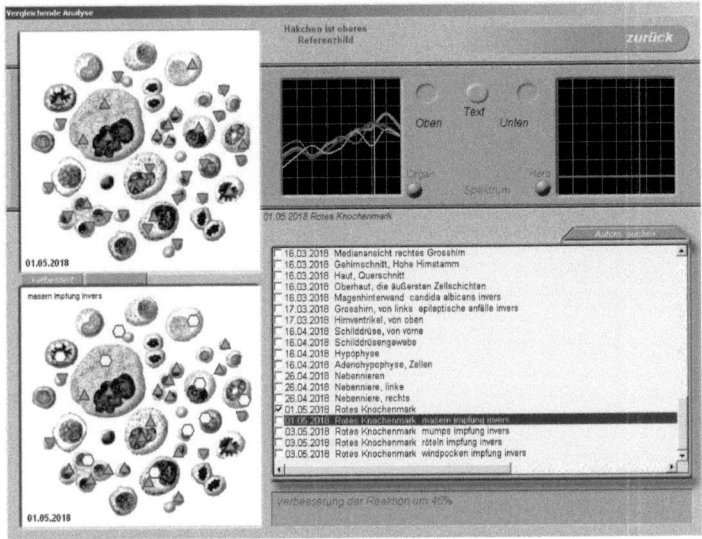

Abb. 37: *Rotes Knochenmark: Energetische Störung, bei Invertierung von Masern Impfung kommt es zu einer Verbesserung der Reaktion um 46%.*

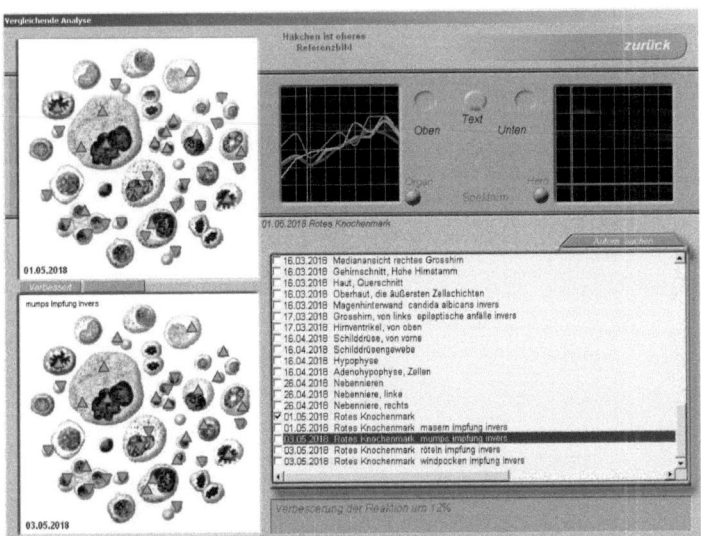

Abb. 38: *Rotes Knochenmark: Bei Invertierung von Mumps Impfung kommt es zu einer Verbesserung der Reaktion um 12%.*

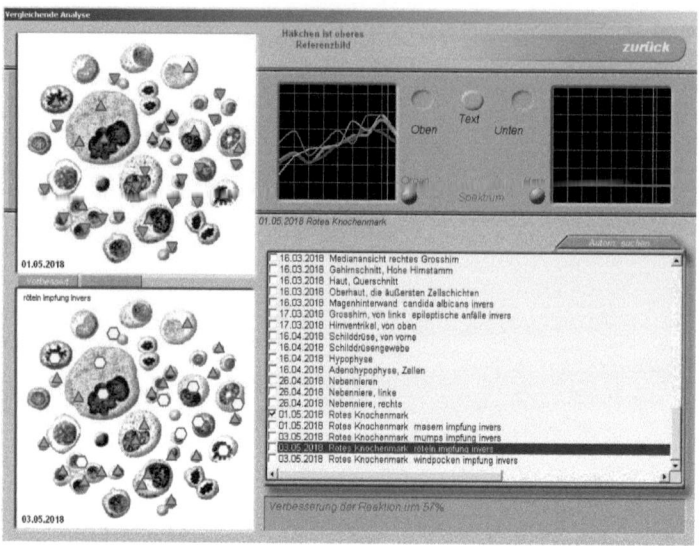

Abb. 39: *Rotes Knochenmark: Bei Invertierung von Röteln Impfung kommt es zu einer Verbesserung der Reaktion um 57%.*

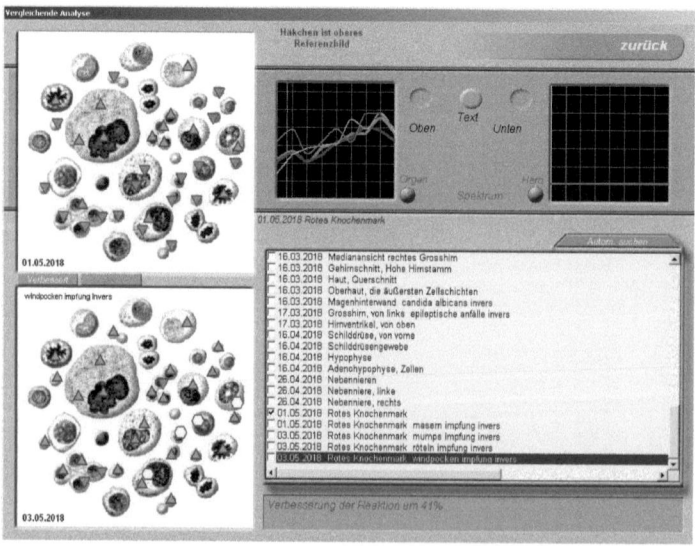

Abb. 40: *Rotes Knochenmark: Bei Invertierung von Windpocken Impfung kommt es zu einer Verbesserung der Reaktion um 41%.*

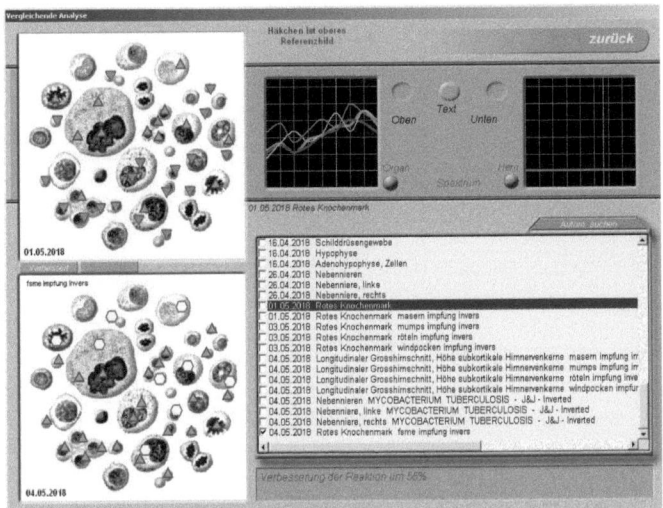

Abb. 41: *Rotes Knochenmark: Bei Invertierung von FSME Impfung kommt es zu einer Verbesserung der Reaktion um 55%.*

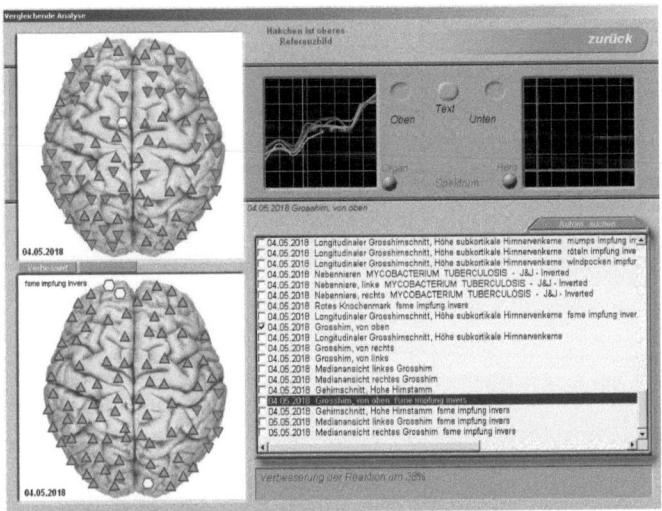

Abb. 42: *Großhirn von oben: Überraschend deutliche energetische Störung auf beiden Großhirnhemisphären, insbesondere der rechten Seite, passend zu der anamnestische Schilderung der linksseitig beginnenden Jackson-Anfälle, zumal die Nervenbahnen in der Pyramidenbahnkreuzung nach kontralateral kreuzen. Bei Invertierung von FSME Impfung kommt es zu einer Verbesserung der Reaktion um 38%.*

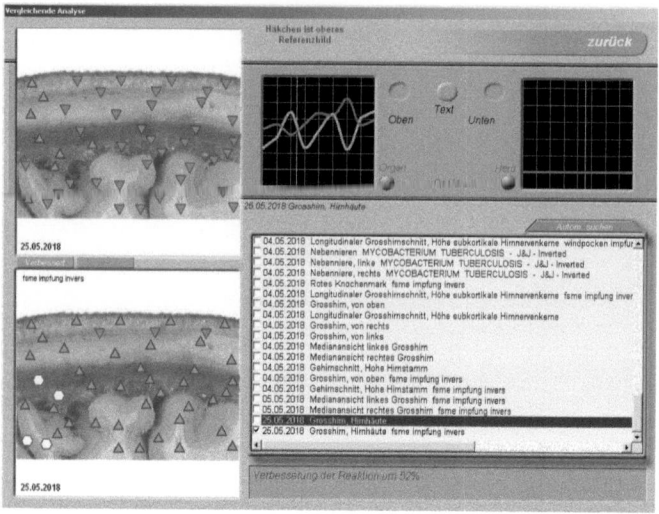

Abb. 43: *Hirnhäute: Energetische Störung, bei Invertierung von FSME Impfung kommt es zu einer Verbesserung der Reaktion um 38%.*

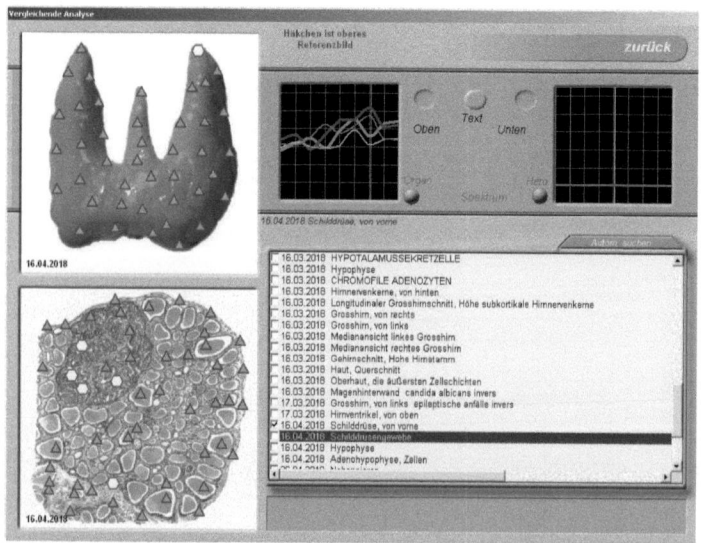

Abb. 44: *Schilddrüse und Schilddrüsengewebe: Normalbefund, kein energetisches Korrelat zu der oben beschriebenen und nach Ansicht des Endokrinologen behandlungsbedürftigen Hypothyreose.*

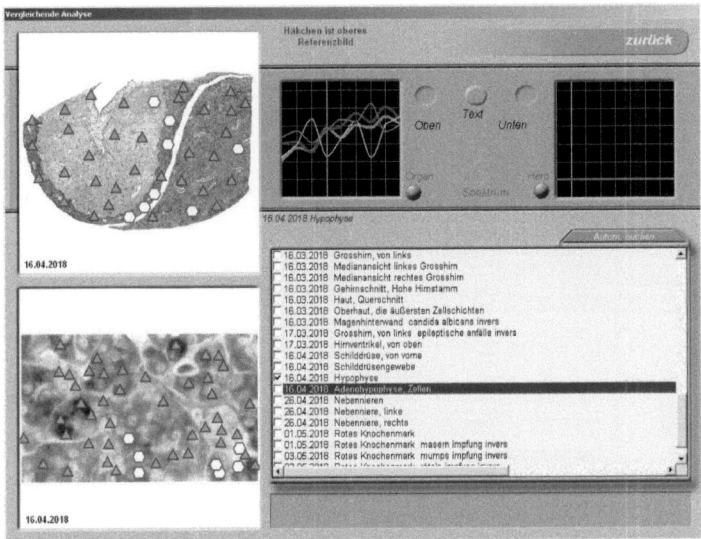

Abb. 45: *Hypophyse und Adenohypophyse: Kein Hinweis auf eine energetische Störung, zumal auch laborchemisch der TSH basal Wert im Normbereich.*

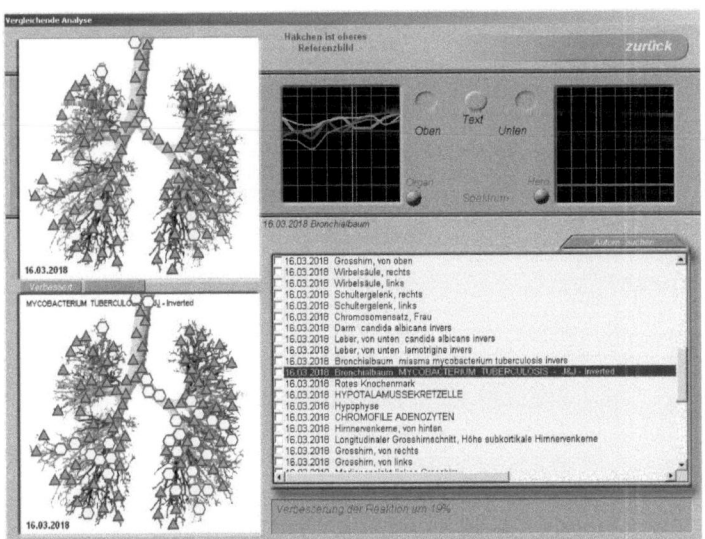

Abb. 46: *Bronchialbaum: Energetische Störung, bei Invertierung von Mycobacterium tuberculosis kommt es zu einer Verbesserung der Reaktion um 19%.*

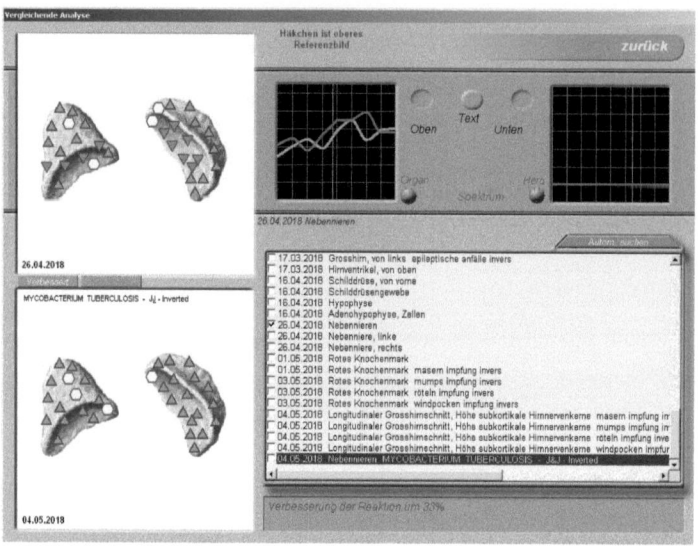

Abb. 47: *Nebennieren: Energetische Störung, bei Invertierung von Mycobacterium tuberculosis kommt es zu einer Verbesserung der Reaktion um 33%.*

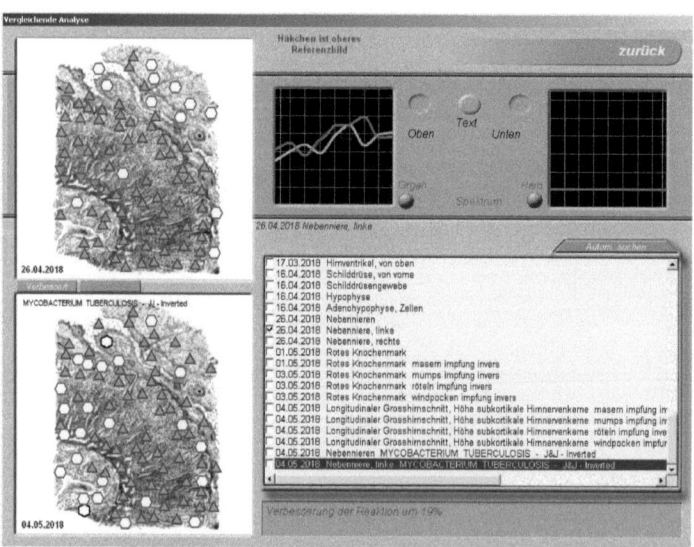

Abb. 48: *Nebenniere links: Energetische Störung, bei Invertierung von Mycobacterium tuberculosis kommt es zu einer Verbesserung der Reaktion um 19%.*

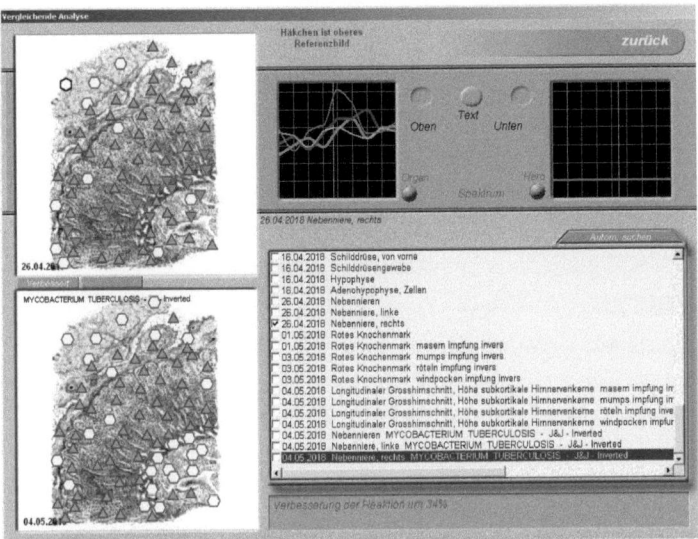

Abb. 49: *Nebenniere rechts: Energetische Störung, bei Invertierung von Myco-bacterium tuberculosis kommt es zu einer Verbesserung der Reaktion um 34%.*

Beurteilung: Ein sehr schwieriger Fall, sowohl von der klinischen Symptomatik höchst belastend für das Kind und auch die Eltern, aber auch in der Beurteilung, was am besten therapeutisch unternommen werden sollte. Es handelt sich letzt-lich wohl um die Spätfolge mehrerer Impfungen, wobei es unerklärlich bleibt, warum das Kind nach der bereits stattgefundenen Komplikation nach der Mumps-Masern-Röteln-Impfung mit jahrelangen Krampfanfällen erneut geimpft wurde, diesmal mit dem Impfstoff gegen FSME. Zumal es reichlich Publika-tionen gibt, die darauf hinweisen, dass die FSME-Impfung bei Kindern nicht in-diziert sei, da das Impfrisiko höher einzuschätzen sei als eine FSME-Erkrankung an sich[4]. Nach Miller[5] kommt es nach 6-14 Tagen nach einer Masern- oder MMR-Impfung mit einer Wahrscheinlichkeit von 1:500 zu einem Fieberkrampf. Nach der Vierfachimpfung MMR-Windpocken (MMRV) ist das Krampfrisiko etwa doppelt so hoch, weshalb bei der ersten Impfung die MMR- und die Wind-pockenkomponenten getrennt verabreicht werden sollten. Generell werden Fie-berkrämpfe als harmlose Ereignisse ohne Spätfolgen angesehen. Gleichzeitig wird aber immer wieder darauf hingewiesen, dass Krampfanfälle auch erste

---

[4] Hirte, Martin: Impfen Pro & Contra, Knaur-Verlag, 2017.

[5] Miller, E., Miller E., Rowe, B., Bowie, D., Judd, M., Walker, D.: Surveillance of symptoms following MMR vaccine in children. The Practitioner 1989, 233: 69-73.

Symptome einer Impfencephalitis sein können, was bei dieser Patientin wohl der Fall gewesen sein dürfte.

Beeindruckend ist die energetische Störung des Roten Knochenmarks sowie der beiden Großhirnhemisphären, insbesondere der rechten Seite, passend zu der anamnestische Schilderung der linksseitig beginnenden Jackson-Anfälle, zumal die Nervenbahnen in der Pyramidenbahnkreuzung nach kontralateral kreuzen. Bei Invertierung von FSME Impfung kommt es zu einer Verbesserung der Reaktion, ebenso auf den gleichfalls betroffenen Hirnhäuten.

Das karmische Muster der Schwarzen Magie wird in der aurachirurgischen Exploration immer wieder bei Anfallspatienten gefunden, und die Auflösung dieses Musters führt nicht selten zu einer deutlichen Besserung des Anfallsleidens, meist jedoch mit einigen Wochen Verzögerung. Selten kommt es zu Erstverschlechterungen mit Zunahme von Anfallshäufigkeit und Anfallsintensität, wie im vorliegenden Fall, was dann von den Patienten als besonders frustrierend empfunden wird.

Die Hypophyse scheint regulär zu arbeiten, das TSH basal befindet sich im Normbereich, auch gibt es sonst keine Zeichen einer klinischen Hypophysenüberfunktion. Auch die NLS-Analyse zeigt einen unauffälligen Befund der Hypophyse. Ein Schädel-Hirntrauma ist nicht erinnerlich, was ansonsten zu einer Funktionsstörung der Hypophyse führen könnte, was man aber auch als energetische Störung der Hypophyse in der NLS-Analyse sehen würde. Auch ergeben sich keine Hinweise auf cerebrale Traumata als mögliche Ursachen des Anfallsleidens.

Die Nebennieren sind in der NLS-Analyse beidseits energetisch deutlich belastet, verursacht durch das Miasma von Mycobacterium tuberculosis, was auch für den Bronchialbaum gilt. Dass das Kind keine bronchialen Symptome hat, spricht nicht gegen die Belastung durch die Information von Mycobacterium tuberculosis.

In der Schulmedizin gibt es das sog. Adrenal Fatigue Syndrom[6], von dem bekannt ist, dass es unter anderem mit epileptischen Anfällen einhergehen kann. Weitere Symptome sind Stimmungsschwankungen, Reizdarm-Syndrom, Schlafstörungen, Depressionen, Angststörungen, Essstörungen (bis hin zu Adipositas), geringer Appetit, Migräne, Panikattacken, Burnout, Fibromyalgie, MCS, chronische Müdigkeit (bis zu CFS chronic fatigue syndrome), Gedächtnisstörungen,

---

[6] Generalized seizures as the first manifestation of multihormonal pituitary hormone deficiency causing normovolemic hyponatremia, Am J Case Rep. 2013; 14: 507–510., published online 2013 Nov 26. doi: 10.12659/AJCR.889448

PMS, Menopausebeschwerden, ADS/ADHS, epileptische Anfälle u.v.m. In der NLS-Analyse findet sich häufig eine energetische Störung von Drüsenstrukturen, z.B. wie im vorliegenden Fall durch das Miasma von Mycobacterium tuberculosis auf den Nebennieren, aber auch durch andere Erreger wie z.B. insbesondere Streptococcus haemolyticus, Treponema pallidum, Mumps, Masern, Röteln u.v.m. Wie oben beschrieben, scheidet die Hypophyse als Störquelle im Regelkreis zu den Nebennieren aus. Auch seelische Themen können verursachend für die energetische Störung sein, z.B. karmische Belastungen durch Eide und Gelübde. Löst man die miasmatischen und/oder die karmischen Belastungen auf, verringern sich die energetischen Störungen und normalisieren sich die Syntheseleistungen der Drüsengewebe. Das gilt für Über- wie auch für Unterfunktionen, die in der Aurachirurgie entsprechend zahlreich bekannt sind.

Interessant ist die oben erwähnte Symptomatik der Essstörungen und Adipositas im Zusammenhang mit den Störungen der Drüsenorgane. Denn aus der Aurachirurgie ist der Zusammenhang zwischen Tuberkulose und Adipositas bekannt und bereits in mehreren Casuistiken umfänglich beschrieben. Die Auszehrungsinformation durch Tuberkulose aus einem vergangenen Leben führt zu einer Überkompensation in der aktuellen Inkarnation, im Bestreben, nicht erneut an einer Auszehrung elend zu Grunde zu gehen.

Auf dem Pharmamarkt gibt es eine Vielzahl von Angeboten zu Nahrungsergänzungsmitteln und Vitaminen, aber es existieren auch zahlreiche Empfehlungen für eine gesündere Lebensführung wie Verzicht auf Alkohol, Rauchen, Coffein, Schlafhygiene, Reduktion von Stress u.v.m. Letztlich bleiben all diese Maßnahmen jedoch ohne Effekt, denn das zugrunde liegende energetisch-informatorische Belastungsmuster wird deshalb nicht gelöst, z.B. die miasmatische Belastung durch Mycobacterium tuberculosis. Erst die homöopathische Ausleitung bringt hier letztlich den erhofften therapeutischen Erfolg.

Unmittelbar nach der aurachirurgischen Behandlung mit Auflösung der Schwarzen Magie kommt es zu einer Verschlechterung der klinischen Symptomatik mit einer Zunahme der Anfallsfrequenz. Nach 2 Wochen egalisiert sich die Situation wieder. Obwohl der T4-Wert noch leicht unter dem Normbereich liegt, geht der Endokrinologe von einer manifesten Hypothyreose aus und empfiehlt der Mutter der Patientin, L-Thyroxin medikamentös zuzuführen, da sonst eine geistige Entwicklungsstörung droht. Jedoch zögert die Mutter, zumal sie in den einschlägigen Foren nachgelesen hat, wo geschrieben steht, dass eine der möglichen Nebenwirkungen bei Einnahme von Schilddrüsenhormonen cerebrale Krampfanfälle seien, womit die Situation dann letztlich schlechter als besser würde. Entsprechend verzichtet man nach Rücksprache auf die Einnahme.

Interessant ist der folgende Artikel aus der Augsburger Allgemeinen Zeitung vom 28.04.2016.

Impfen kann zum Dravet-Syndrom führen. Dieser Impfschaden wurde anerkannt, nachdem ein Epileptiker geklagt hatte.

Ein Jugendlicher, der schon als Baby nach einer Sechsfach-Impfung an einer schweren Form der Epilepsie (Dravet-Syndrom) erkrankt ist, hat Anspruch auf staatliche Versorgung. Dies hat das Bayerische Landessozialgericht in München in einem am Mittwoch veröffentlichten Urteil entschieden und damit ein anders lautendes Urteil der Vorinstanz in Bayreuth aufgehoben.

Der im Jahr 2000 geborene Kläger war nach Gerichtsangaben im dritten Lebensmonat in einer Kombi-Impfung gegen Tetanus, Diphtherie, Keuchhusten, Hepatitis B, Kinderlähmung und das sogenannte Hib-Bakterium geimpft worden, das bei Kleinkindern unter anderem eine Hirnhautentzündung hervorrufen kann. Am dritten Tag nach der Impfung trat ein erster, im Gehirn ausgelöster Krampfanfall auf, etliche Anfälle folgten. Bereits im ersten Lebensjahr wurde eine Schwerbehinderung festgestellt. Der entsprechende Impfstoff werde heute nicht mehr verwendet, hieß es.

Dravet-Syndrom durch Impfen: Epilepsie als Impfschaden

Nach dem Infektionsschutzgesetz hat man bei Impfschäden Anspruch auf staatliche Unterstützung nach dem Bundesversorgungsgesetz. Doch das zuständige Versorgungsamt lehnte die Anerkennung eines Impfschadens ab und berief sich dabei auf ärztliche Gutachten. Gegen diese Entscheidung wurde Klage beim Sozialgericht Bayreuth erhoben, das ein weiteres molekulargenetisches Gutachten einholte. Diese Expertise stellte eine Veränderung eines bestimmten Gens und ein sogenanntes Dravet-Syndrom - das ist eine bestimmte Form der Epilepsie bereits im Kindesalter - fest. Das Sozialgericht wies die Klage ab und argumentierte, das Leiden des Klägers sei Folge der Genveränderung.

Dem folgte das Landessozialgericht nicht und sprach dem Kläger Leistungen gemäß dem Infektionsschutzgesetz zu. Nach intensiver Auswertung des Krankheitsverlaufes und der zahlreichen Gutachten gelangte der Senat zu der Überzeugung, dass die Krankheit des Klägers rechtlich wesentlich auf die Impfung zurückzuführen sei.

Bei der Impfung handele es sich nicht nur um eine Gelegenheitsursache für das Dravet-Syndrom, sondern um eine gegenüber der genetischen Veränderung gleichwertige Mitursache. Das Gewicht der Impfung sei daher mindestens so groß wie das der genetischen Veränderung. Und so bekommt der Kläger nun - nach langem Weg durch die Instanzen - staatliche Unterstützung.

Augentränen

Anamnese: Die 15 Jahre alte Patientin kommt in die Praxis wegen ihres andauernden Augentränens auf der linken Seite.

Aurachirurgie: Es zeigen sich mehrere karmische Muster, Strick in der Aura, Sklavenjoch, Schwarze Magie, insbesondere aber das Muster der Medizinischen Versuche im Vorleben mit einer deutlichen Resonanzbildung in der Prüfung auf Nasentamponaden auf beiden Seiten. Immer wieder käme es zu Nasennebenhöhlenproblemen mit eingeschränkter Nasenatmung. Die Patientin zeigt eine Resonanz bis in die Stirnhöhlen, die Kieferhöhlen, die Siebbeinzellen sowie die Keilbeinhöhle. Erst nach mehrmaliger Aufdehnung der Verbindungsgänge in der Aura verschwindet die Resonanz beim Zug an den virtuellen Nasentamponaden vor den Nasenlöchern. Als nächstes erfolgt die Untersuchung des Ductus nasolacrimalis[7] am Anatomieatlas. Beim Druck auf die Abbildung des Gangs mit der chirurgischen Sonde geht die Patientin deutlich in Resonanz. Es erfolgt die aurachirurgische Sanierung des Gangsystems mit Weitung des Gangs und Abschwellung der Schleimhaut.

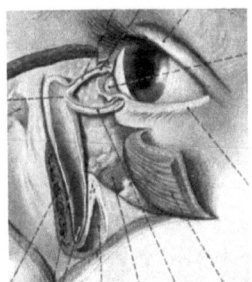

Abb. 50: Anatomische Verhältnisse des Ductus nascolacrimalis.

Bewertung: Das karmische Muster der Medizinischen Versuche mit den Nasentamponaden in der Aura führt zu einer Verlegung des Ductus nasolacrimalis. Nach aurachirurgischer Entfernung der Nasentamponaden sowie nach aurachirurgischer Operation des Ductus nasolacrimalis verbessert sich die Nasenatmung, auch das Augentränen ist verschwunden.

---

[7] Der Tränennasengang ist ein Teil des Tränenapparats und gehört zu den ableitenden Tränenwegen. Der Tränennasengang hat eine Länge von 20-25 mm und verbindet den Tränensack mit dem unteren Nasengang (Meatus nasi inferior). Seine Aufgabe ist die Ableitung der Tränenflüssigkeit in die Nase. Der Tränennasengang liegt im Canalis nasolacrimalis und mündet unterhalb der unteren Nasenmuschel über die Hasner-Klappe in den Meatus nasi inferior. Bei Verschluss des Ductus nasolacrimalis entsteht das Krankheitsbild der Dacryocystitis.

Bewusstseinsstörung

Anamnese: Ein sportlicher 70-jähriger Mann, bei bester Gesundheit, klagt nach einem gepflegten Abendessen nachts plötzlich über horrende Schmerzen im Oberbauch, die innerhalb kurzer Zeit so massiv werden, dass der Notarzt geholt werden muss. Dieser ordnet die Aufnahme ins Krankenhaus an. Dort erfolgt die Diagnose einer akuten Pankreatitis. Auf der regulären Station erleidet der Patient einen Herstillstand, wobei nicht klar ist, wie lange dieser bereits besteht, bis er schließlich zufällig durch das Personal entdeckt wird. Es kommt zu einer erfolgreichen Reanimation und zu einer Verlegung auf die Intensivstation. Der Patient ist ab diesem Zeitpunkt nicht mehr ansprechbar. Nach Ansicht der Ärzte besteht ein hypoxischer Hirnschaden auf Grund des Herzstillstands, der Patient wird als komatös eingeschätzt. In dem seit Wochen liegenden Trachealstoma kommt es zu Eiterbildungen in den Bronchien, was zu einer schweren Atmung führt. Die Angehörigen berichten, dass der Patient auch schon früher immer wieder unter chronischen Bronchitiden gelitten habe, mit viel Schleimbildung und Auswurf.

Der Patient entwickelt Fieber mit einem deutlichen CRP-Anstieg als Ausdruck der massiven Entzündung. Es erfolgt die antibiotische Therapie auf Verdacht, mit zahlreichen Antibiotika, incl. Reserveantibiotika, ohne jemals einen eindeutigen Keimnachweis führen zu können und ohne einen Anhalt auf die Infektionsursache zu haben. Als Nächstes entwickelt sich ein erhöhter Hirndruck, der Patient wird über Wochen hinweg durch Lumbalpunktionen entlastet, teilweise werden 150 ml pro Tag an Liquor abgezogen, was der Tagesproduktion an Liquor entspricht. Das MRT zeigt eine Hirnatrophie, die nicht erklärlich ist. Die virologische Untersuchung des Liquors bleibt ebenfalls ohne Befund, es lassen sich keine Antikörper oder Virennachweise führen für Cytomegalieviren, Herpesviren oder Epstein Barr Viren. Der Versuche einer bakteriologischen Untersuchung des Liquors bleibt ohne Erfolg, zumal der Patient bereits zuvor antibiotisch breit abgedeckt wurde, was entsprechend der klinischen Erfahrung immer dazu führt, dass nach Beginn der Antibiose generell keine Keimnachweise mehr durchgeführt werden können. Während die Ärzte weiterhin von einem irreversiblen Hirnschaden ausgehen, meinen die Angehörigen zu erkennen, dass der Patient sehr wohl seine Umgebung und die geführten Gespräche mitbekommt, was insofern bedrückend ist, als sich das medizinische Personal vor dem Patienten sehr negativ zur den Aussichten äußert. Laut Angehörigen ist die Augenmotilität noch erhalten, der Patient reagiert wohl auf Ansprache mit diskreten Augenbewegungen.

Der konsiliarische Neurologe formuliert den Verdacht auf ein Locked In Syndrom[8], somit bestehen zwischen den Ärzten Unterschiede in der Einschätzung. Für eine irreversible Hirnschädigung spricht die deutliche Hirnschrumpfung laut MRT-Befund.

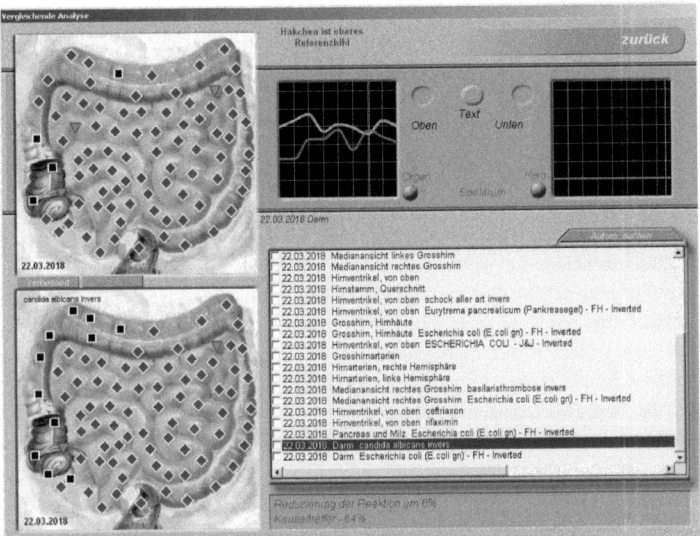

Abb. 51: *Schwere energetische Störung des Darms, bei Invertierung von Candida albicans kommt es zu einer Reduzierung der Reaktion um 6%, was bedeutet, dass keine Belastung durch Candida albicans vorliegt, sondern die energetische Störung von einer anderen Kausalität herrührt.*

---

[8] Das Locked-in-Syndrom (LiS) ist ein seltenes neurologisches Krankheitsbild, welches bei einer beidseitigen Teilläsion des Hirnstammquerschnitts auftritt. Dies hat eine Tetraplegie mit Einbezug der kaudalen Hirnnerven zur Folge. Für das Krankheitsbild typisch ist eine völlige Bewegungsunfähigkeit bei erhaltenem Bewusstsein. Der Betroffene ist nur zu vertikalen Augen - sowie Lidbewegungen fähig. (Daher der Name locked-in: eingeschlossen). Das Syndrom entsteht meist als Folge einer Thrombose der Arteria basilaris, die zu einem ausgedehnten Infarkt im Brückenfuß führt. Es kommt zu einer kompletten Unterbrechung der ventral gelegenen kortikobulbären- und kortikospinalen Bahn, eventuell auch eines Teils der pontinen Formatio reticularis. Entscheidend für die klinischen Symptome und die Wahrscheinlichkeit für die Entstehung eines LiS ist die Lokalisation des Gefäßverschlusses. Die selektive und komplette Schädigung der motorischen Nervenbahnen bei Erhalt des übrigen Gewebes bedingt das ungewöhnliche Erscheinungsbild des LiS: Typischerweise sind die Vigilanz und das Sprachverständnis nicht beeinträchtigt. Die vier Extremitäten und die horizontale Blickmotorik auf pontinem Niveau sind gelähmt, während die vom rostralen Mesencephalon gesteuerte vertikale Blickwendung noch funktioniert. Die Funktion der kaudalen Hirnnerven (Schlucken, Sprechen und meist auch mimische Funktionen) fallen ebenfalls aus. Daher ist das LiS auch vom Wachkoma abzugrenzen.

Nach drei Monaten intensivmedizinischer Betreuung bleibt der Fall ungeklärt: Nach wie vor besteht keine Klarheit über den Auslöser dieses schweren Krankheitsbildes. Schließlich wird die Diagnose einer „Critical Illness[9]" gestellt.

---

[9] Unter Critical-Illness-Polyneuropathie (CIP) versteht man eine Erkrankung des peripheren Nervensystems, die häufig im Zusammenhang mit schweren, intensivmedizinisch behandlungspflichtigen Erkrankungen auftritt. Wesentliche Entstehungsfaktoren sind eine Sepsis, Multiorganversagen und Langzeitbeatmungen. Diese Krankheit präsentiert ein neurologisches Bild, welches seit Jahrzehnten bekannt ist, jedoch lange Zeit falsch eingeschätzt wurde. Sepsispatienten, die längere Zeit auf Intensivstationen betreut wurden, entwickelten teils ausgeprägte Formen von Muskelverkümmerung (Muskelatrophie). Der Verdacht lag nahe, dass die Immobilisierung der Patienten auf den Intensivstationen zu einer Inaktivitätsatrophie des Muskelgewebes führt und somit das klinische Bild erklärt wäre. Dies greift jedoch zu kurz. Die Beschwerden der Patienten lassen sich damit nicht befriedigend erklären. Vielmehr scheint eine neu dazuerworbene Erkrankung an diesem Prozess zu partizipieren. Diese kennt man heute unter der Bezeichnung „Critical-Illness-Polyneuropathie". Die Häufigkeit dieser Erkrankung wird unterschätzt. Etwa 70 Prozent der Patienten, die über ein bis zwei Wochen auf Intensivstationen gegen Sepsis behandelt werden und überleben, entwickeln eine CIP. Die genaue Entstehung (Pathogenese) der CIP ist nach wie vor nicht bekannt. Man vermutet, dass Entzündungsmediatoren (Cytokine, Interleukine u. s. w.), wie sie bei Sepsis und dem Systemischen inflammatorischen Response-Syndrom (SIRS) vom Immunsystem in den Körper geschleust werden, eine entscheidende Rolle bei der Genese spielen. Diese bis heute nur sehr unvollständig klassifizierten Mediatoren scheinen im Zuge der CIP eine toxische Wirkung auf die Axone speziell der motorischen Neurone des peripheren Nervensystems auszuüben. Es handelt sich somit um eine endogen-toxische Polyneuropathie. Die Schädigung der motorischen Neurone führt zu einer Parese (Lähmung) der dazugehörigen Muskeln. Die Konsequenz daraus ist deren Verkümmerung. Sensorische Neurone scheinen bei diesem Krankheitsprozess weitgehend, jedoch nicht vollständig, ausgespart zu bleiben. Die Verlaufsform der CIP ist monophasisch und selbstlimitierend. Die Patienten entwickeln schwere, schlaffe, atrophische Lähmungen. Sämtliche Extremitäten sind davon betroffen. Problematisch ist die Beteiligung des Zwerchfellsnervens (Nervus phrenicus). Dies zeigt sich im Frühstadium der Erkrankung nur selten, da die meisten betroffenen Patienten ohnehin künstlich beatmet werden. Beim Versuch, die Patienten von der maschinellen Beatmung zu entwöhnen, ergeben sich manchmal jedoch erhebliche Schwierigkeiten. Anzumerken ist, dass die CIP in den meisten Fällen nicht den Schweregrad erreicht, um besagte Entwöhnungsstörungen zu verursachen. Klinisch nachweisbar ist diese Art der Erkrankung ansonsten nur schwer. Bei der neurologischen Statuierung finden sich die erwähnten Muskelatrophien mit eigenartig teigiger Gewebskonsistenz. Die Muskeleigenreflexe sind stark reduziert bis fehlend. Schmerzreize an den Beinen werden nicht mit einem Flexorreflex (shortening reaction) beantwortet, wie dies physiologisch zu erwarten wäre, sondern äußern sich lediglich über ein Grimassieren im Gesicht. Dies ist ein relativ typisches Zeichen der CIP, hat jedoch keinen pathognomonischen Charakter.

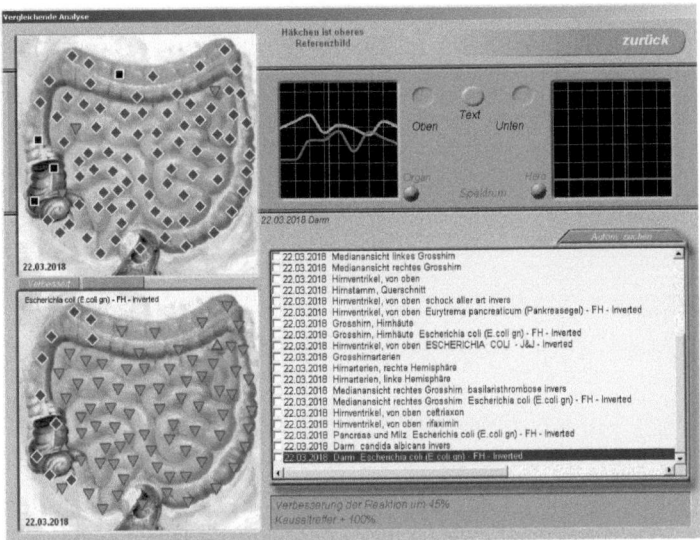

Abb. 52: *Bei Invertierung von Escherichia coli kommt es zu einer Verbesserung der Reaktion um 45%, was ein hoch signifikanter Wert ist.*

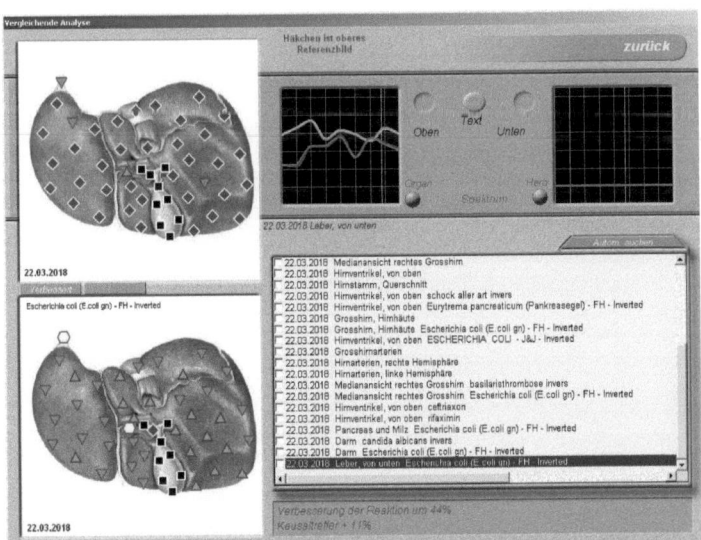

Abb. 53: *Schwere energetische Störung der Leber, bei Invertierung von Escherichia coli kommt es zu einer Verbesserung der Reaktion um 44%, ein hoch signifikantes Ergebnis.*

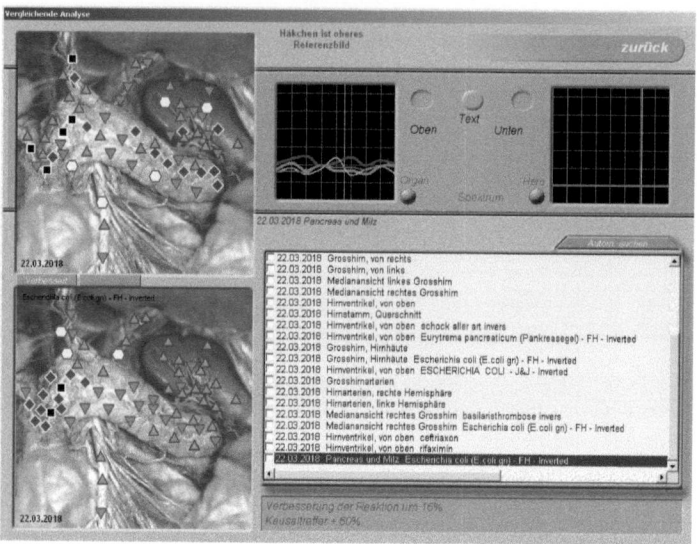

Abb. 54: *Schwere energetisch energetische Störung des Pankreas, bei Invertierung von Escherichia coli kommt es zu einer Verbesserung der Reaktion um 16%.*

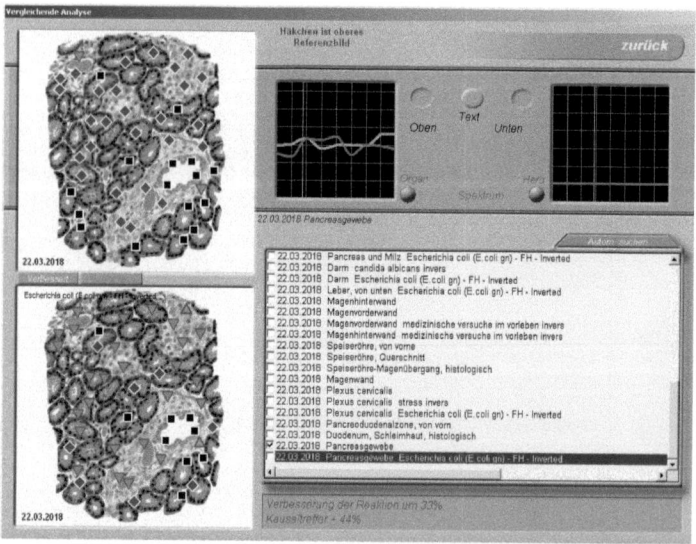

Abb. 55: *Schwere energetisch energetische Störung des Pankreasgewebes, bei Invertierung von Escherichia coli kommt es zu einer Verbesserung der Reaktion um 37%.*

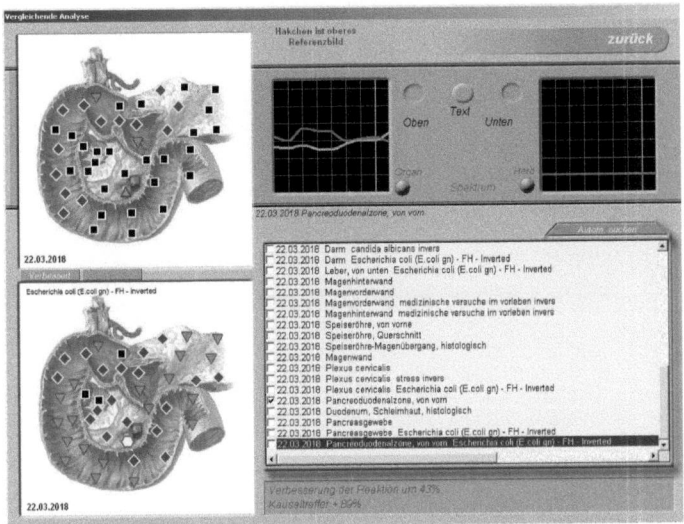

Abb. 56: *Schwere energetische Störung im Bereich von Zwölffingerdarm, Ductus choledochus und Ductus pancreaticus. Bei Invertierung von Escherichia coli kommt es zu einer Verbesserung der Reaktion um 43%.*

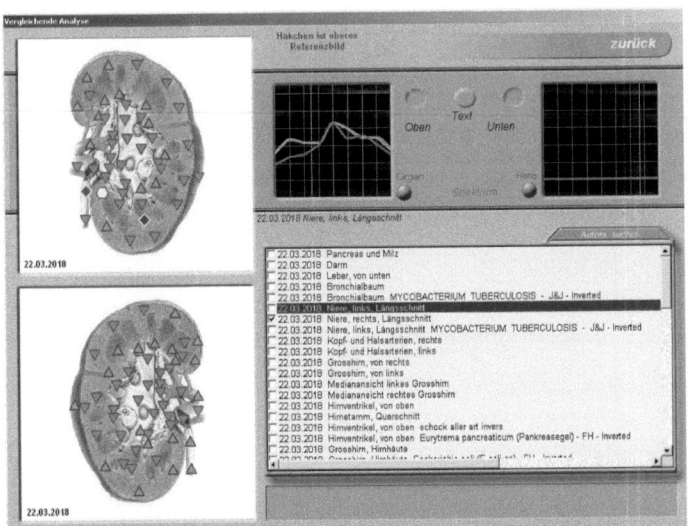

Abb. 57: *Die Nieren beidseits sind in einem noch ausreichend guten energetischen Zustand. Kein Hinweis auf eine gravierende Nierenschädigung, was im Rahmen einer Bakteriämie durchaus möglich wäre. Der Befund korreliert mit den laborchemischen Werte, die nur leicht erhöhte Werte für Kreatinin und Harnstoff zeigen.*

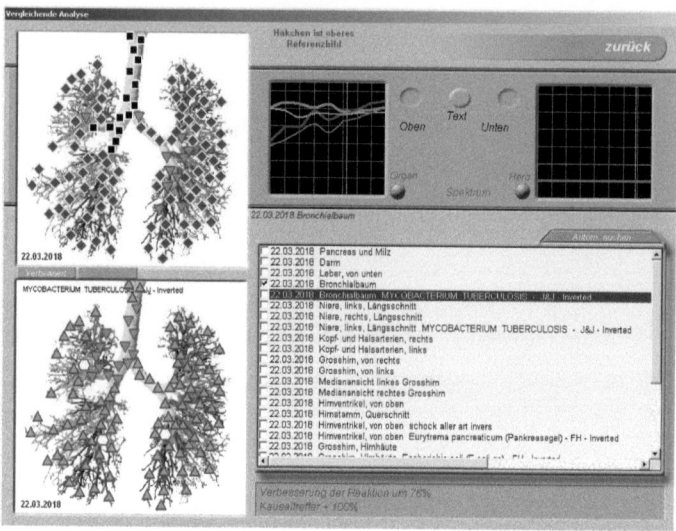

Abb. 58: *Schwere energetische Belastung auf dem Bronchialbaum, bei Invertie-rung von Mycobacterium tuberculosis kommt es zu einer Verbesserung der Reaktion um 76%.*

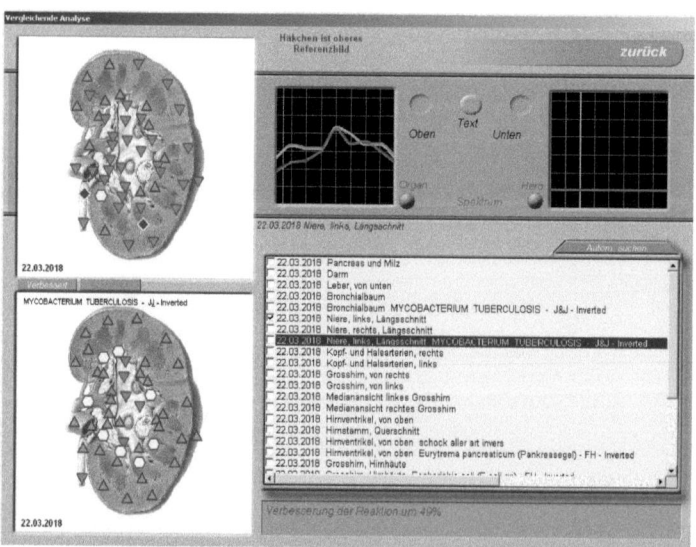

Abb. 59: *Niere links, bei Invertierung von Mycobacterium tuberculosis kommt es zu einer Verbesserung der Reaktion um 49%. Dieser Befund ist typisch, da das Mycobacterium tuberculosis entsprechend der Organotropie neben dem Bronchialbaum auch Nieren und Nebennieren befällt.*

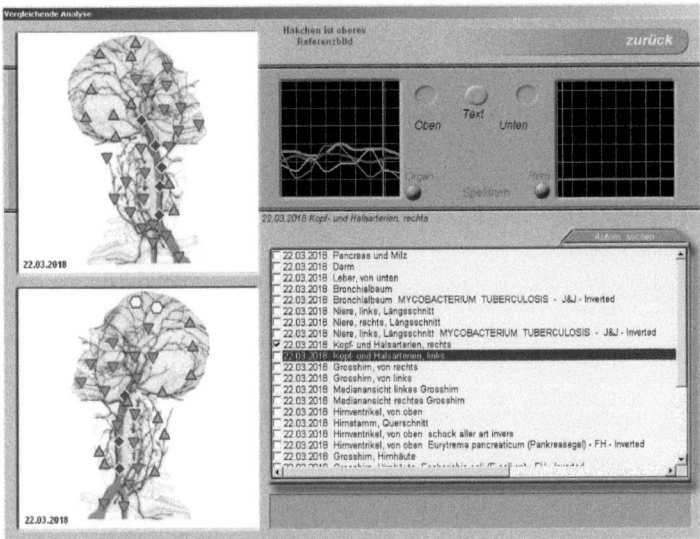

Abb. 60: *Kopf- und Halsarterien sind zwar energetisch reduziert, aber soweit in Ordnung, zumindest besteht kein Hinweis auf einen akuten Verschluss.*

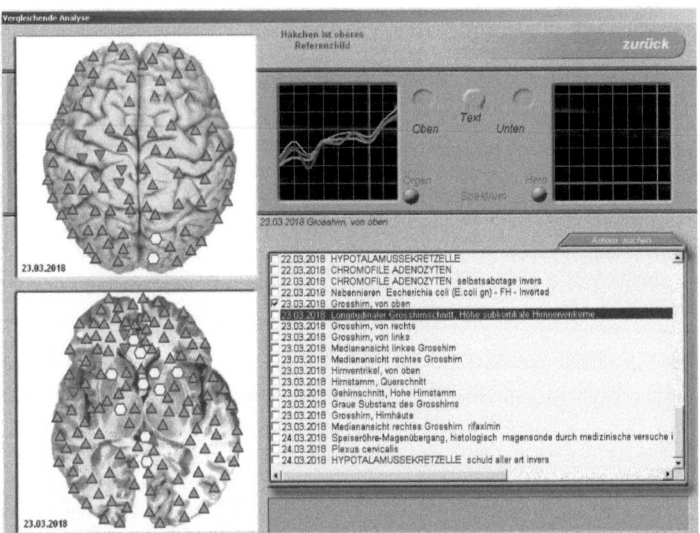

Abb. 61: *Gute energetische Situation des Cortex und der Hirnstrukturen, weshalb ein Hirnschaden, ein cerebrales Koma oder ein Wachkoma ausgeschlossen*

werden können. Sowohl Koma als auch Wachkoma[10] beruhen auf einer schweren Schädigung des Großhirns, was sich in der NLS-Analyse durch massive energetische Defizite äußert. Beim Wachkoma kommt es zu einem funktionellen Ausfall des gesamten Großhirns oder wesentlicher Teile, während Funktionen von Zwischenhirn, Hirnstamm und Rückenmark erhalten bleiben. Dadurch resultiert - im Gegensatz zum Koma - ein Zustand der Wachheit ohne Bewusstsein und mit extrem reduzierten Kommunikationsmöglichkeiten.

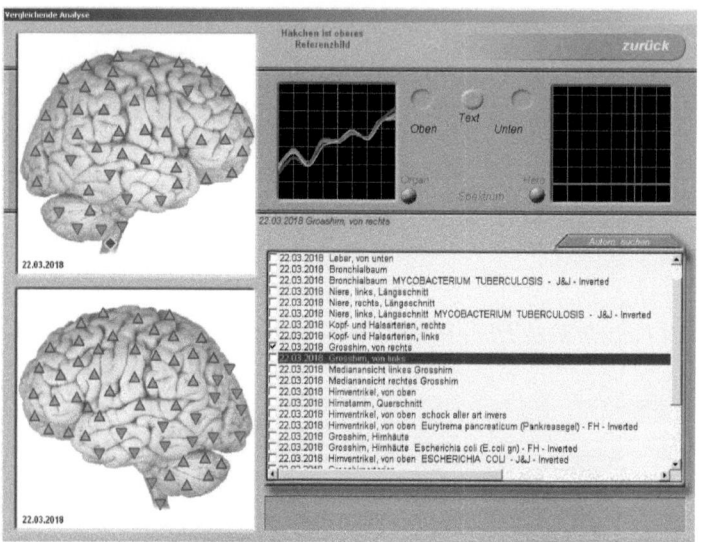

Abb. 62: *Kein Hinweis auf Hirnschädigung, was auch der Schilderung der Angehörigen entspricht. Der Patient reagiert bei Ansprache mit einem Augenblinzeln und hat nicht den „leeren" Blick eines Wachkomapatienten.*

---

[10] Das Wachkoma schließt sich oftmals an ein Koma an. Während die Patienten im Koma beatmet werden müssen, sind sie im Wachkoma in der Lage, selber zu atmen. Aus eigener Kraft sind sie jedoch zu keinerlei Kontaktaufnahme mit der Umwelt fähig, obwohl manchmal bereits vegetative und emotionale Reaktionen erfolgen (Schmatzen, Grunzen, Grimassen schneiden). Die Beweglichkeit ist infolge einer allgemeinen Spastik weitgehend eingeschränkt. Zusätzlich besteht eine Harn- und Stuhlinkontinenz. Die Betroffenen sind nicht in der Lage zu essen oder zu trinken und müssen künstlich ernährt werden. Das Wachkoma wurde erstmals von dem deutschen Psychiater Ernst Kretschmer beschrieben. Mögliche Ursachen sind ein schweres Schädel-Hirn-Trauma, ein Schlaganfall, eine Enzephalitis, eine Meningitis oder es ist Folge eines Hirntumors. Weiterhin kann es nach einer schweren Hirnischämie, zum Beispiel durch einen Narkosezwischenfall oder nach einer Wiederbelebung, nach einem langen oder einer massiven anhaltenden Hypoglykämie (zum Beispiel nach einem Suizidversuch mit Insulin) zu einem Wachkoma kommen. Bei dem Wachkoma ist die Funktion des Großhirns erloschen, die des Hirnstamms, des Zwischenhirns und des Rückenmarks bleiben jedoch erhalten.

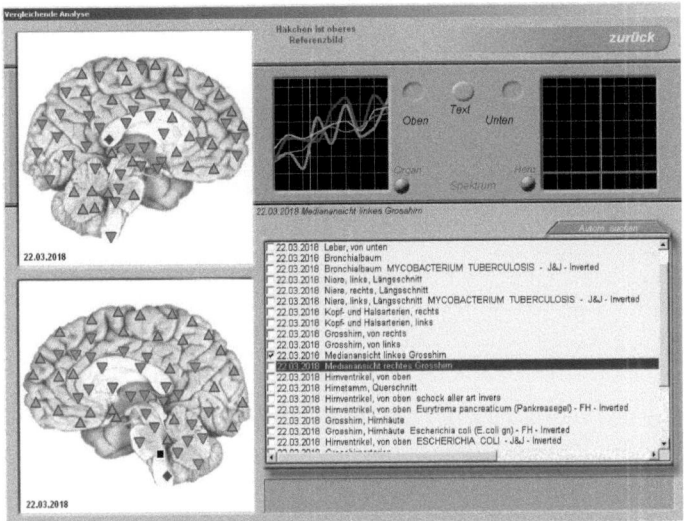

Abb. 63: Am Hirnstamm zeigt sich die energetische Störung im Sinne des Locked In Syndroms mit den ausschließlich am Hirnstamm zu erkennenden dunklen Markierungen. Dieser Befund ist höchst beeindruckend, da er zeigt, wie selektiv und präzise NLS-Analysen sind.

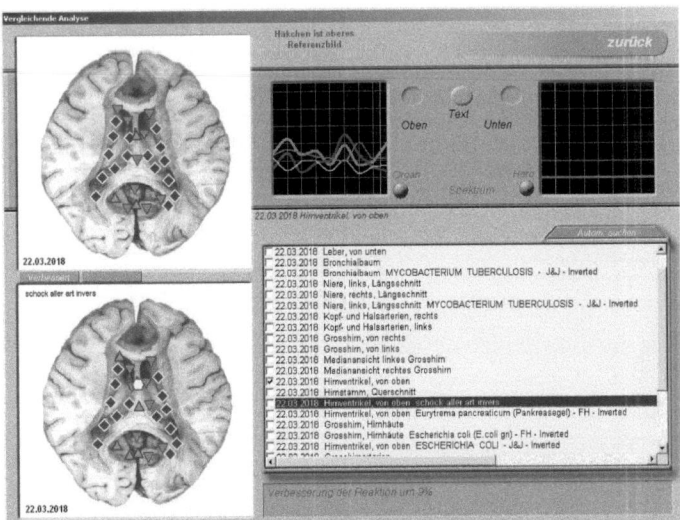

Abb. 64: Schwere energetische Störung der Hirnventrikel, allerdings nicht durch Schock verursacht, wie dies sonst im allgemeinen der Fall ist, bei Invertierung von Schock kommt es zu einer Verbesserung der Reaktion um nur 9%.

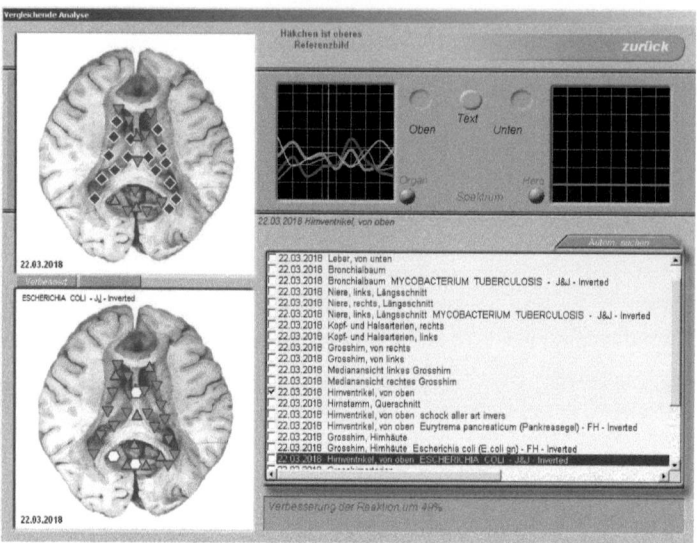

Abb. 65: *Bei Invertierung von Escherichia coli kommt es zu einer Verbesserung der Reaktion um 49%, d.h. die Escherichia coli-Bakterien oder zumindest deren energetischen Informationen finden sich ausgeprägt im Gehirn.*

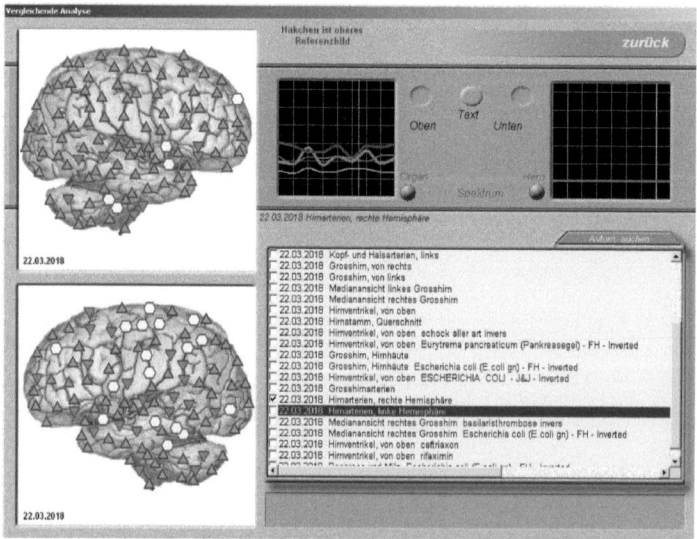

Abb. 66: *Guter energetischer Zustand der Hirnarterien an der Hirnkonvexität, kein Hinweis auf cerebrale Durchblutungsstörung.*

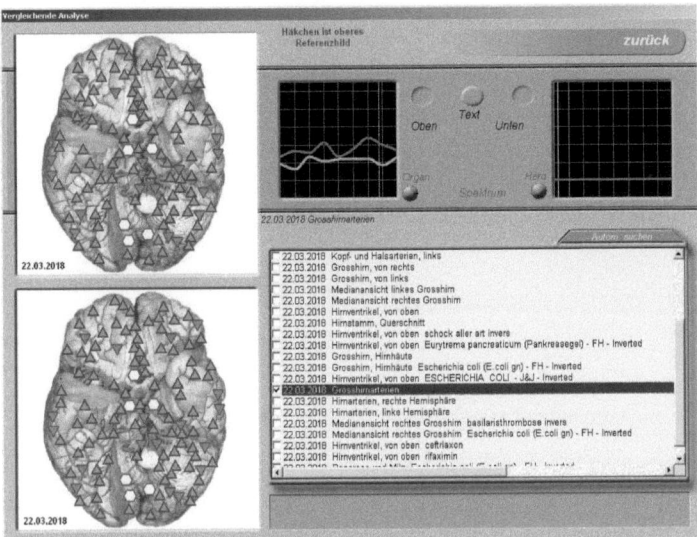

Abb. 67: *Guter energetischer Zustand der Hirnarterien an der Hirnbasis, kein Hinweis auf cerebrale Durchblutungsstörung.*

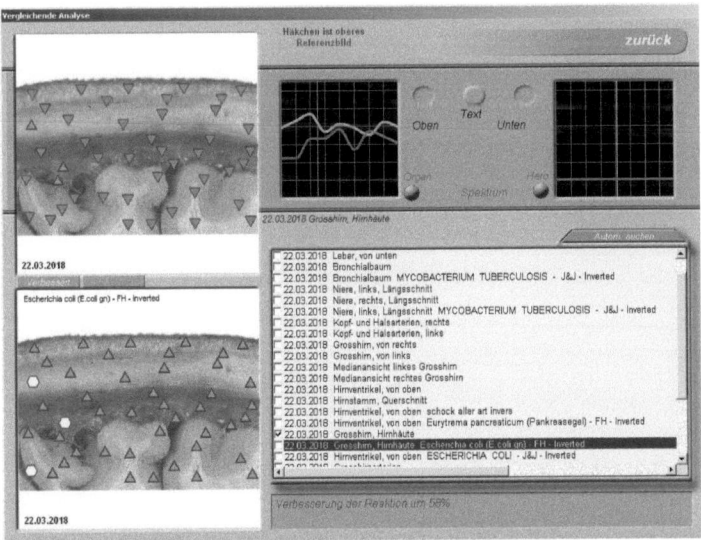

Abb. 68: *Energieschwäche der Hirnhäute, bei Invertierung von Escherichia coli kommt es zu einer Verbesserung der Reaktion um 58%. Somit besteht eine schwere Meningitis durch Escherichia coli.*

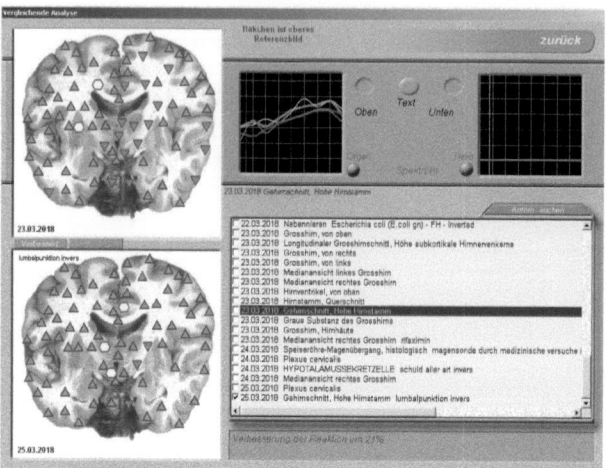

Abb. 69: *Energieschwäche des Zwischenhirns, bei Invertierung von Lumbal-punktion kommt es zu einer Verbesserung der Reaktion um 21%. Somit ist nicht auszuschließen, dass die Locked-in-Problematik durch das Ablassen von Liquor im Lumbalbereich verursacht wurde, indem das Gehirn durch den dort herrschenden erhöhten Druck nach unten drückte und eine partielle Ein-klemmung erlitt.*

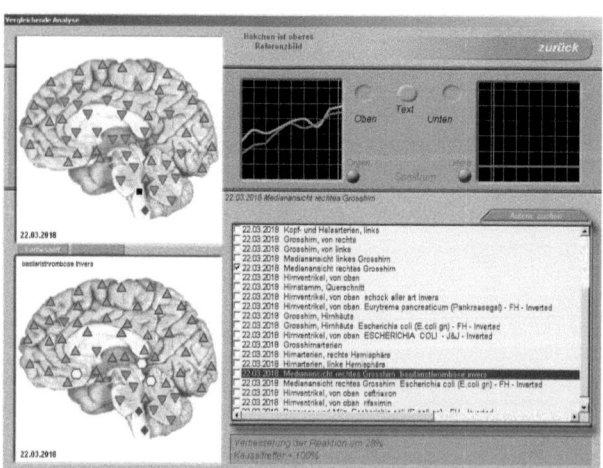

Abb. 70: *Bei Invertierung von Basilaristhrombose kommt es zu einer Verbesse-rung der Reaktion um 28%, wobei die energetische Steigerung nicht nur im Hirnstamm, sondern auch im Zwischenhirn deutlich erkennbar ist. Der klinische Verdacht auf eine Basilaristhrombose kann auf diese Weise erhärtet werden.*

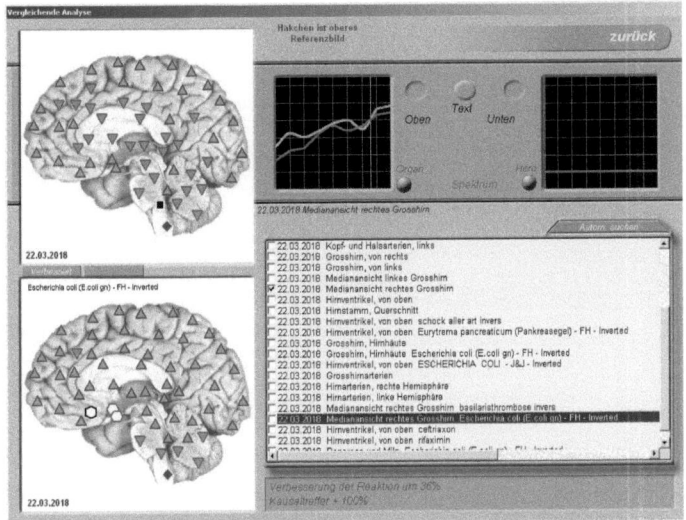

Abb. 71: *Bei Invertierung von Escherichia coli kommt es zu einer Verbesserung der Reaktion um 36%, wobei die energetische Steigerung nicht nur im Hirnstamm, sondern auch im Zwischenhirn deutlich erkennbar ist.*

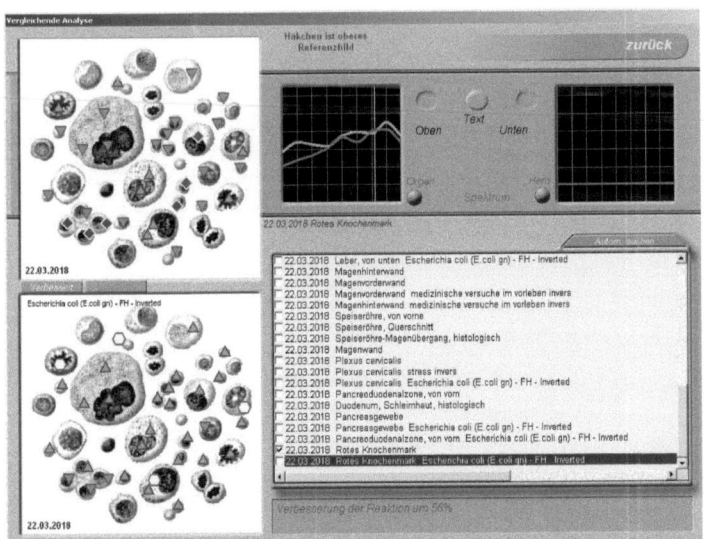

Abb. 72: *Schwere energetische Schwäche des Roten Knochenmarks, bei Invertierung von Escherichia coli kommt es zu einer Verbesserung der Reaktion um 56%.*

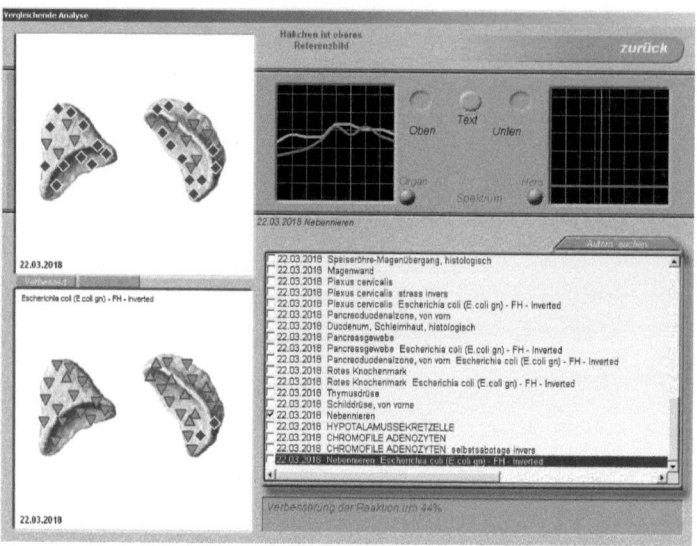

Abb. 73: *Auch auf den Nebennieren zeigt sich eine schwere energetische Störung, bedingt durch den direkten Einfluss von Escherichia coli. Bei Invertierung kommt es zu einer Verbesserung der Reaktion um 44%.*

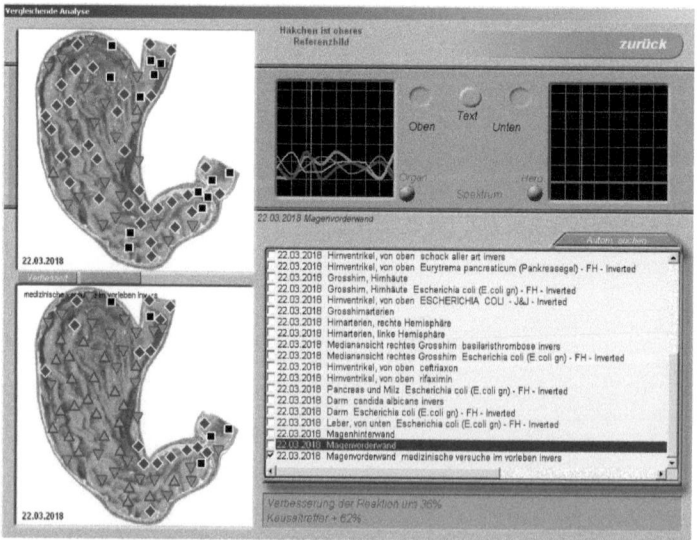

Abb. 74: *Schwere energetische Belastung der Magenhinterwand: Bei der in der aurachirurgischen Sitzung persönlich anwesenden Tochter findet sich in der Untersuchung das karmische Muster der Medizinischen Versuche in Form einer Magensonde. Die Patientin berichtet, dass sie seit Jahren unter Sodbrennen und*

einer Refluxerkrankung leide, ebenso wie ihr Vater, der dieses Problem seit Jahrzehnten in ausgeprägter Form habe. Bei der Tochter wird das Muster aurachirurgisch erfolgreich aufgelöst, die zuvor vorhandene Resonanz auf der Magenabbildung im Anatomieatlas verschwindet. Somit ist davon auszugehen, dass auch beim Vater dieses karmische Muster gefunden würde, wäre er persönlich anwesend. Jedoch bestätigt die NLS-Analyse diese Hypothese: Bei Invertierung des karmischen Musters der Medizinischen Versuche kommt es zu einer Verbesserung der Reaktion um 36%. Dieser Befund ist insofern von großer Bedeutung, als er die Pathophysiologie der vorliegenden Erkrankung erklärt: Durch den ausgeprägten Reflux werden Escherichia coli aus dem Darm in die oberen Darmbereiche des Duodenums gespült und gelangen schließlich retrograd über den Ductus choledochus und Ductus pancreaticus in das Pankreasparenchym. Dort lösen sie eine sehr schmerzhafte Entzündung aus, um dann in den Blutkreislauf einzubrechen und sich von dort aus im ganzen Körper zu verbreiten. Schließlich gelangen die Erreger in die Hirnhäute, setzen sich dort fest und führen zu einer massiven Meningitis mit Hirndruckentwicklung und Hirnkompression. Auch am Hirnstamm entzünden sich die Hirnhäute, führen zu einer Thrombose in der Arteria basilaris und in weiterer Konsequenz zu einer Schädigung am Hirnstamm mit einem Locked In Syndrom.

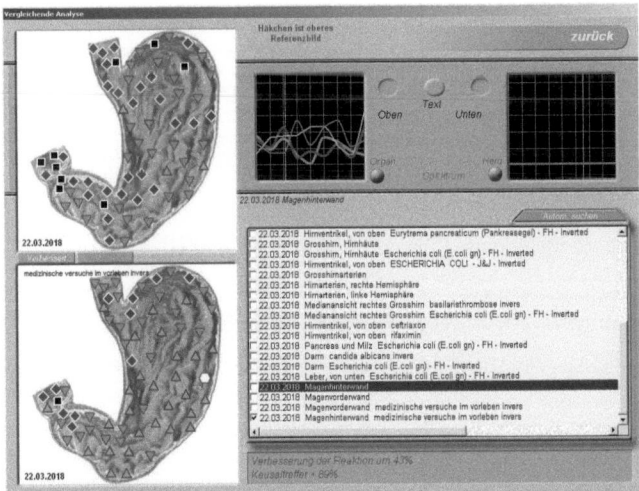

Abb. 75: *Auch an der Magenvorderwand zeigt sich die schwere energetische Störung, ebenfalls bedingt durch das karmischen Musters der Medizinischen Versuche mit einer Magensonde. Bei Invertierung des karmischen Musters der Medizinischen Versuche kommt es zu einer Verbesserung der Reaktion um 42%.*

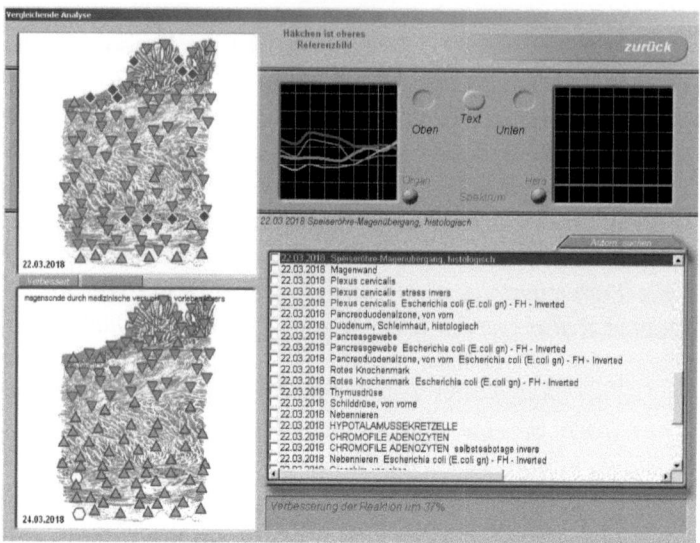

Abb. 76: *Schwere energetische Störung der Schleimhaut am Magen-Speiseröhrenübergang, 37% Verbesserung bei Invertierung.*

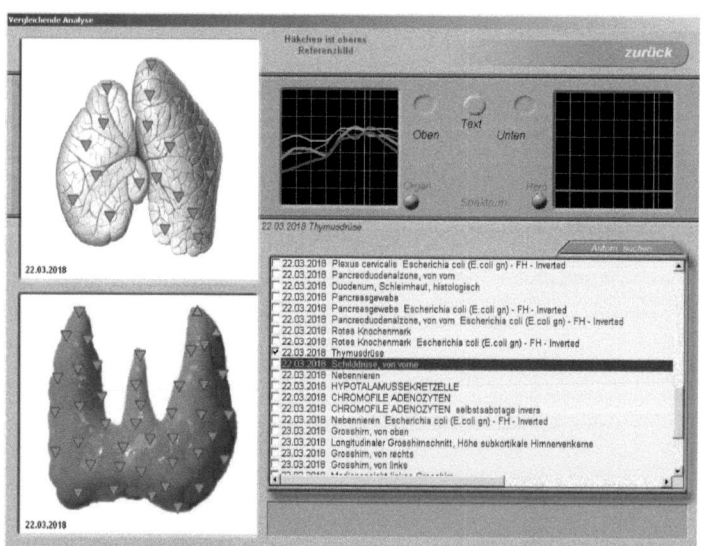

Abb. 77: *Thymusdrüse und Schilddrüse befinden sich in einem überraschend guten energetischen Zustand.*

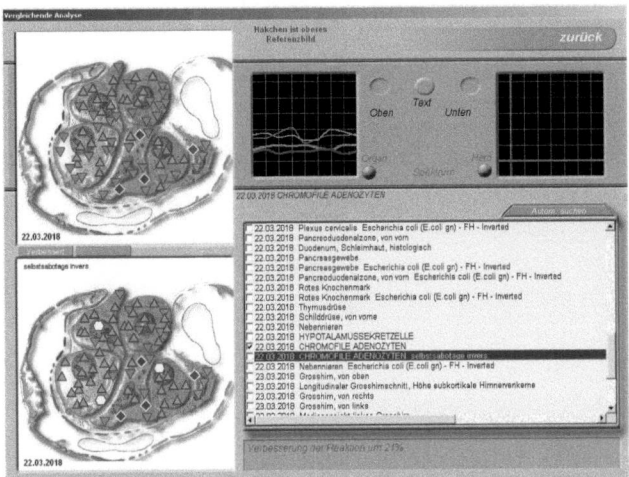

Abb. 78: *Energetische Belastung der chromophilen Adenozyten, bei Invertierung von Selbstsabotage kommt es zu einer Verbesserung der Reaktion um 21%. Dieser Wert ist signifikant und zeigt, dass der Patient zusätzlich auch noch an einem Selbstsabotageprogramm leidet.*

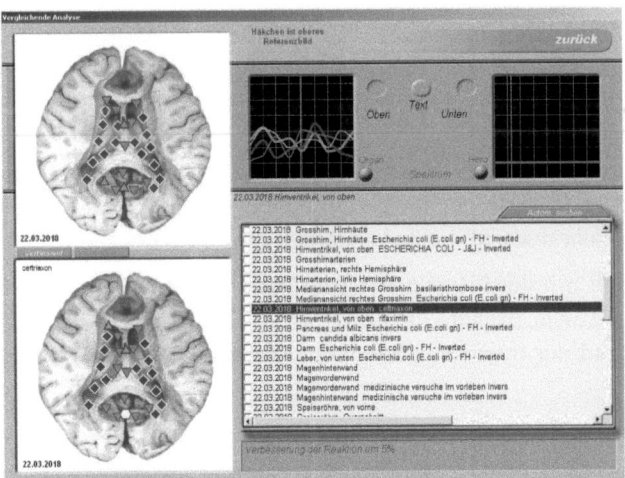

Abb. 79: *Suche nach dem geeigneten Antibiotikum: Laut Lehrbuch wird bei Escherichia coli Meningitis ein Cephalosporin-Antibiotikum der sog. dritten Generation empfohlen, z.B. das Ceftriaxon. Bei Testung in der NLS-Analyse ergibt sich jedoch eine Verbesserung der Reaktion um nur 5%, womit klar ist, dass hier Resistenzen existieren und dieses Antibiotikum entsprechend nicht zur Behandlung geeignet ist.*

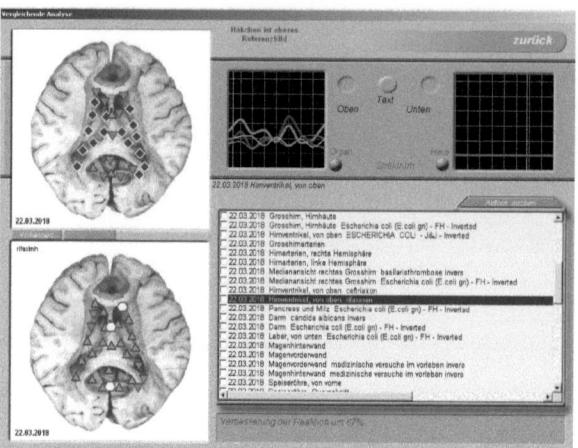

Abb. 80: *Ein weiteres Antibiotikum in der Empfehlungsliste ist das Rifaximin: Und tatsächlich kommt es hier zu einer Verbesserung der Reaktion um 67%. Dieses Antibiotikum ist somit geeignet, das NLS-System hat innerhalb weniger Sekunden ein schlüssiges Antibiogramm berechnet, was sonst im klinischen Alltag Tage dauert, bis entsprechende Bakterienkulturen angesetzt, gezüchtet und gegen verschiedene Antibiotika ausgetestet sind.*

Fernbehandlung: Es erfolgt eine aurachirurgische Operation am Anatomieatlas, wobei eine Karte mit dem Namen des Patienten unter die Gummimatte gelegt wird. Ausräumung der Escherichia coli Eiterherde am Hirnstamm durch Abziehen mit der Spritze, Desinfektion und Austrocknung mit dem roten Laser, Rekanalisierung der Arteria basilaris mit der chirurgischen Sonde, Injektion von Rifaximin in die Arteria subclavia, Arteria carotis communis und Arteria carotis interna sowie in die Aa. vertebrales und die A. basilaris.

Die Tochter erhält Globuli mit der invertierten Information gegen Miasma Mycobacterium tuberculosis sowie Escherichia coli, die sie nach Rücksprache mit dem behandelnden Arzt auf der Intensivstation ihrem Vater täglich in die Mund gibt.

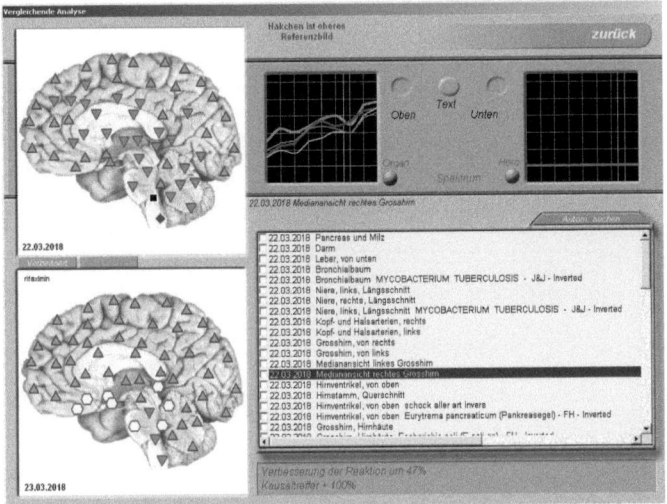

Abb. 81: *Verbesserung der Reaktion im Bereich von Hirnstamm und Zwischenhirn um 47% bei Eingabe von Rifaximin. Das bedeutet, dass das Antibiotikum eine positive Wirkung haben wird, die nach aktueller Erkenntnis in der NLS-Analyse zu einem Verschwinden der Hirnstammsymptomatik und des Locked In Syndroms führen wird.*

Kontrollbefunde einen Tag postoperativ:

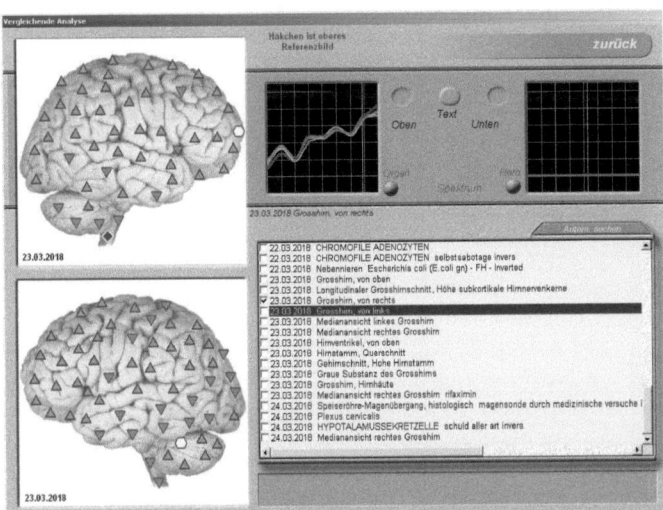

Abb. 82: *Einen Tag nach aurachirurgischer Behandlung: Verbesserung der Reaktion auf dem Cortex beidseits. Und tatsächlich geht es dem Patienten auch*

klinisch deutlich besser: Er wird einen weiteren Tag danach von der Intensivstation auf die Allgemeinstation verlegt, nach drei Monaten Behandlung auf der Intensivstation, kann wieder eigenständig atmen.

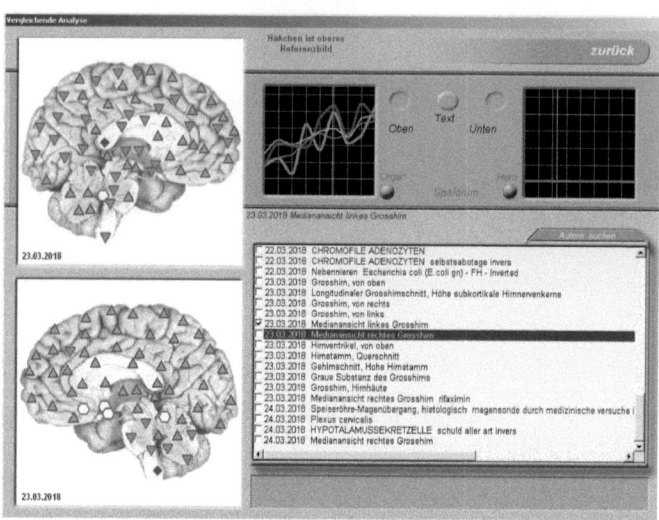

Abb. 83: *Einen Tag nach aurachirurgischer Behandlung: Verbesserung der Reaktion auf der Medianseite des Großhirns beidseits.*

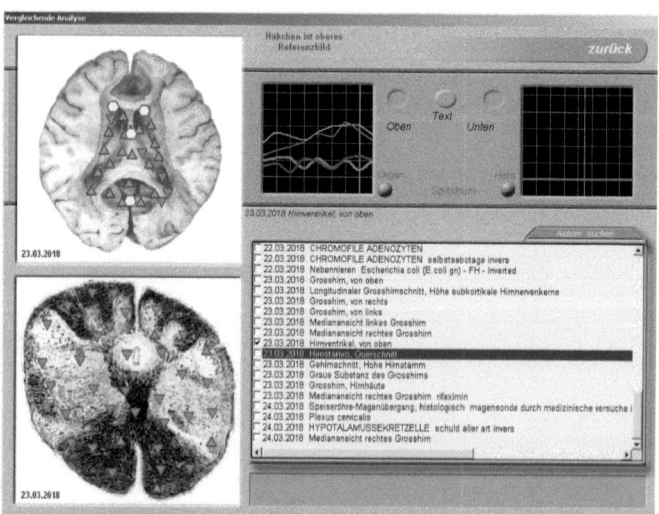

Abb. 84: *Einen Tag nach aurachirurgischer Behandlung: Nach wie vor energetische Schwäche im Bereich des Hirnventrikels und des Hirnstammquerschnitts, aber keine braunen oder schwarzen Markierungen mehr.*

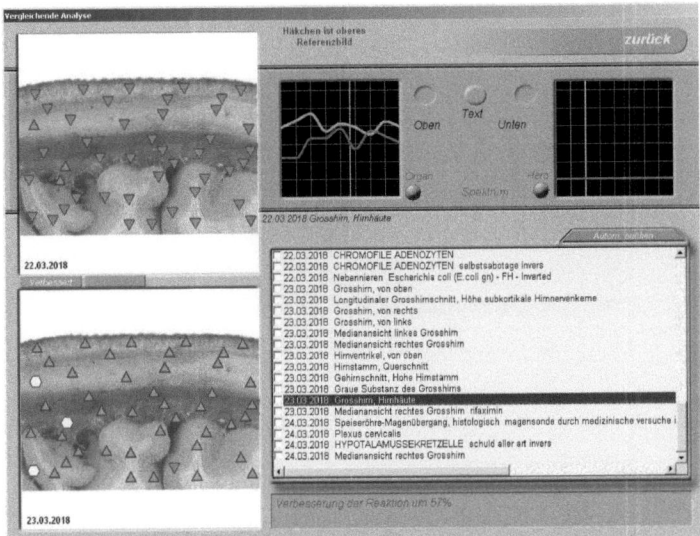

Abb. 85: *Hirnhäute: Einen Tag nach aurachirurgischer Behandlung: Die Reaktion der Hirnhäute ist im Vergleich zum Ausgangsbefund um 57% verbessert.*

Kontrollbefunde drei Tage postoperativ:

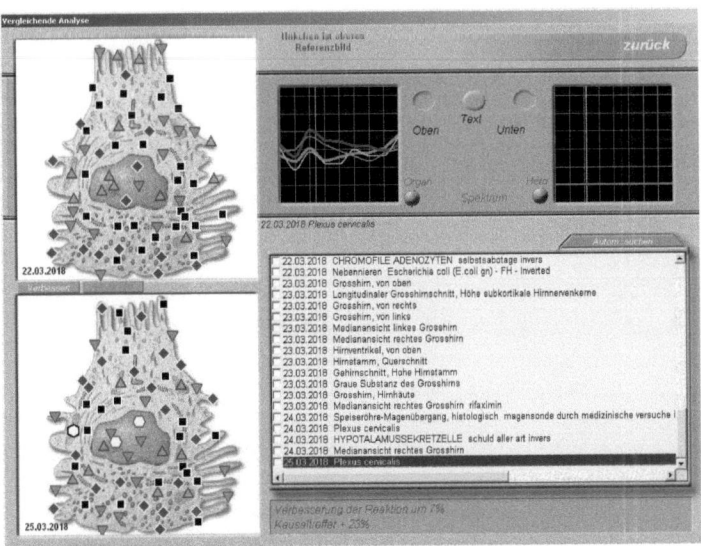

Abb. 86: *Plexus cervicalis: Drei Tage nach aurachirurgischer Behandlung: Verbesserung der Reaktion um 7% gegenüber dem Ausgangsbefund.*

Kontrollbefunde sieben Tage postoperativ:

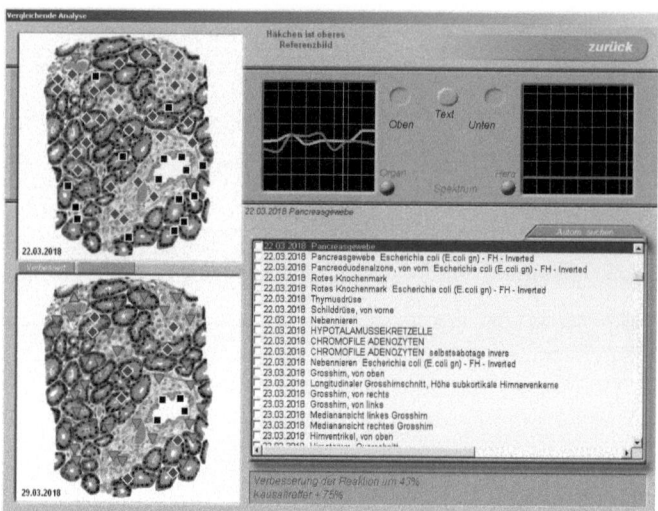

Abb. 87: Pankreasgewebe: Sieben Tage nach aurachirurgischer Behandlung: Verbesserung der Reaktion um 43% gegenüber Ausgangsbefund. Das Rifaximin hat der Patient in der Klinik nicht erhalten, die Ärzte glauben nicht an die vorliegende Theorie.

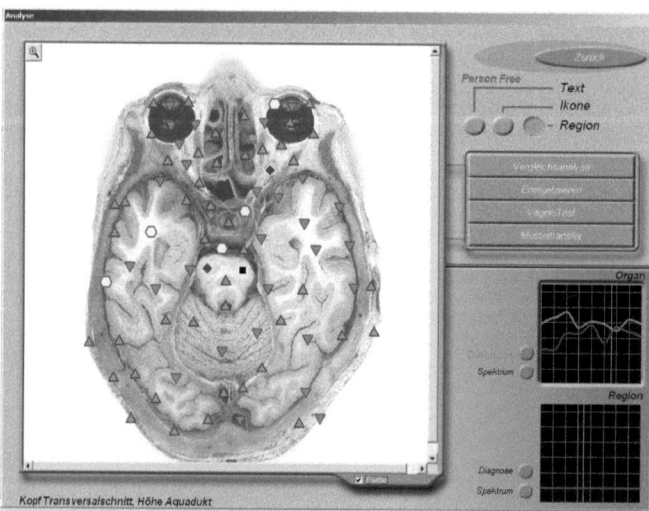

Abb. 88: Hirnstamm Querschnitt auf Höhe Aquäduct: Sieben Tage nach aurachirurgischer Behandlung sieht man nach wie vor die dunklen Markierungen im Bereich des Hirnstamms.

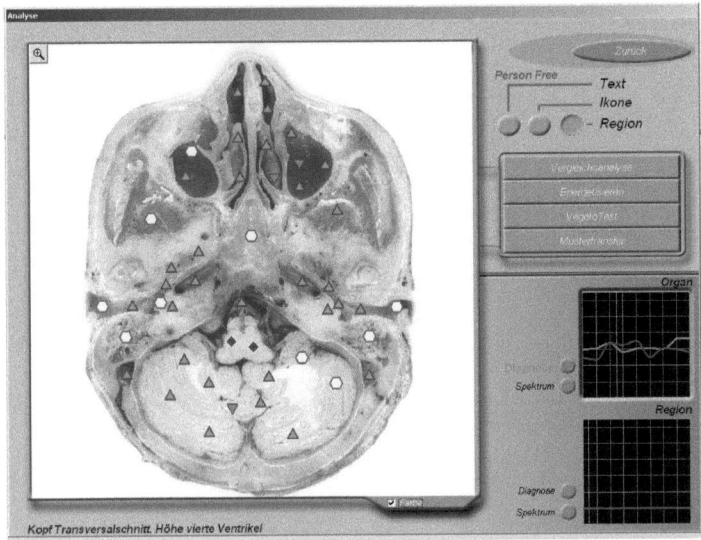

Abb. 89: *Hirnstamm Querschnitt auf Höhe des vierten Ventrikels: Sieben Tage nach aurachirurgischer Behandlung sieht man nach wie vor die dunklen Markierungen im Bereich des Hirnstamms.*

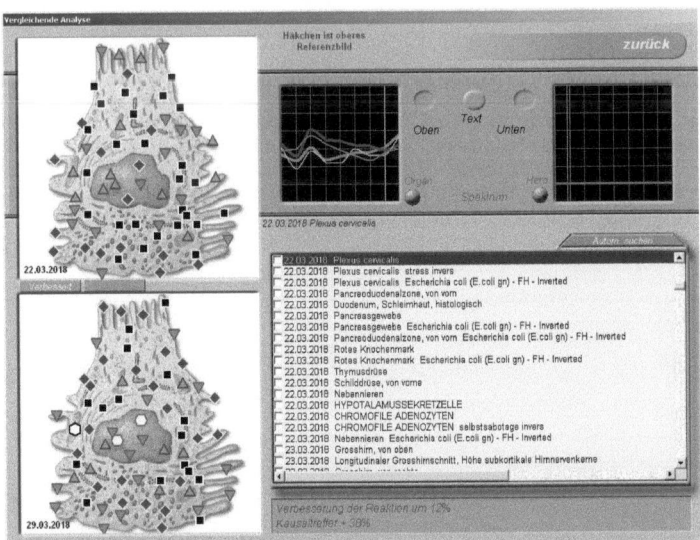

Abb. 90: *Plexus cervicalis: Sieben Tage nach aurachirurgischer Behandlung: Verbesserung der Reaktion um 12% gegenüber dem Ausgangsbefund.*

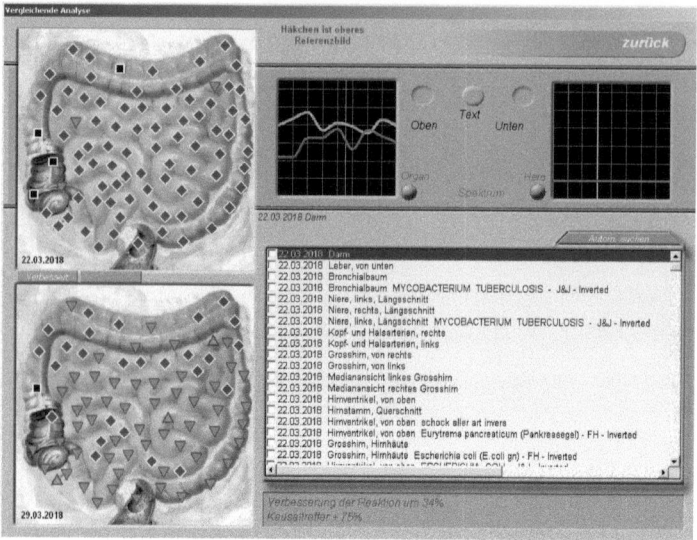

Abb. 91: *Darm: Sieben Tage nach aurachirurgischer Behandlung: Verbesserung der Reaktion um 34% gegenüber dem Ausgangsbefund.*

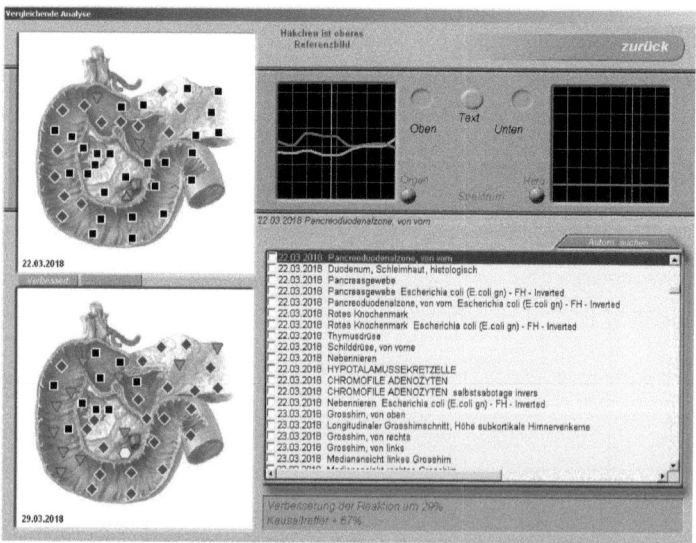

Abb. 92: *Zwölffingerdarm: Sieben Tage nach aurachirurgischer Behandlung: Verbesserung der Reaktion um 29% gegenüber dem Ausgangsbefund.*

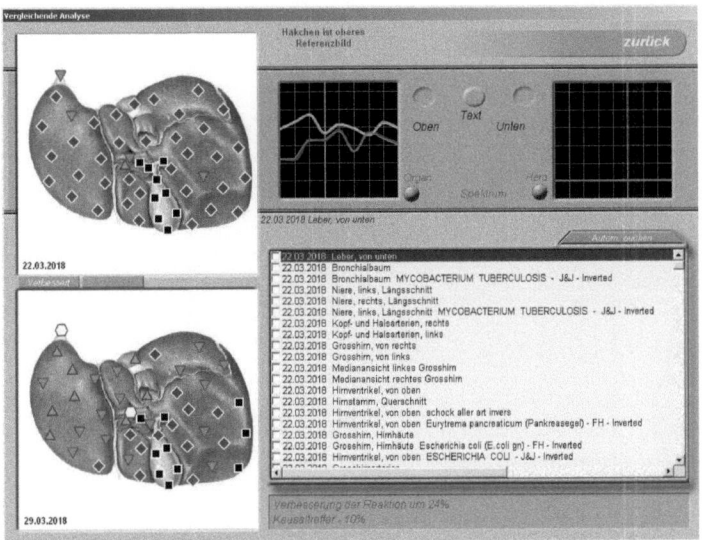

Abb. 93: *Leber: Sieben Tage nach aurachirurgischer Behandlung: Verbesserung der Reaktion um 24% gegenüber dem Ausgangsbefund.*

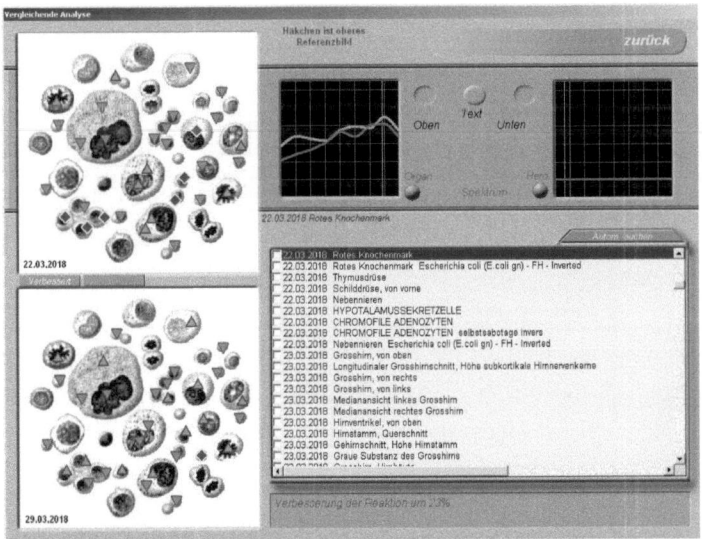

Abb. 94: *Rotes Knochenmark: Sieben Tage nach aurachirurgischer Behandlung: Verbesserung der Reaktion um 23% gegenüber dem Ausgangsbefund.*

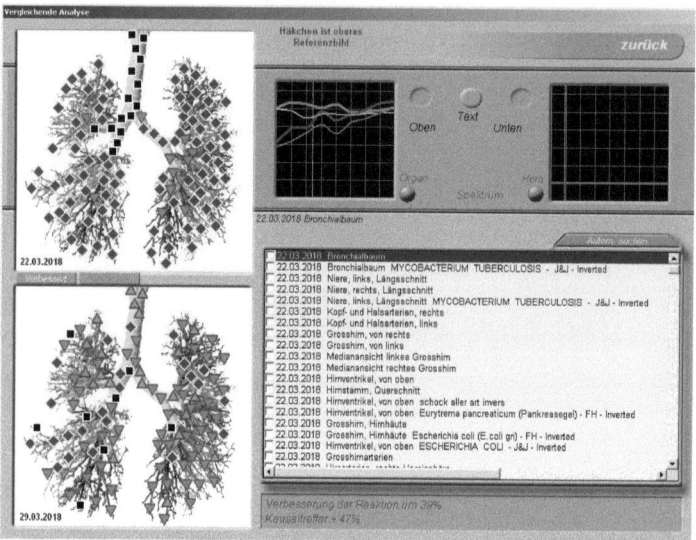

Abb. 95: *Bronchialbaum: Sieben Tage nach aurachirurgischer Behandlung: Verbesserung der Reaktion um 39% gegenüber dem Ausgangsbefund.*

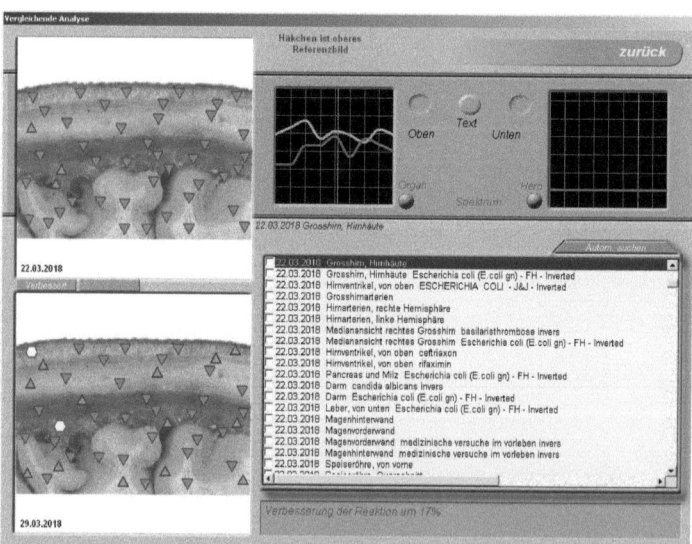

Abb. 96: *Hirnhäute: Sieben Tage nach aurachirurgischer Behandlung: Verbesserung der Reaktion um 17% gegenüber dem Ausgangsbefund.*

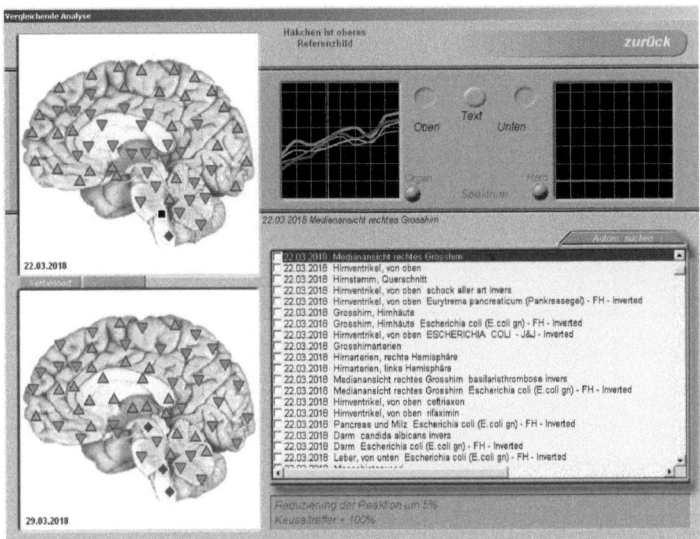

Abb. 97: *Medianschnitt rechtes Großhirn: Sieben Tage nach aurachirurgischer Behandlung: Verbesserung der Reaktion um 5% gegenüber dem Ausgangsbefund.*

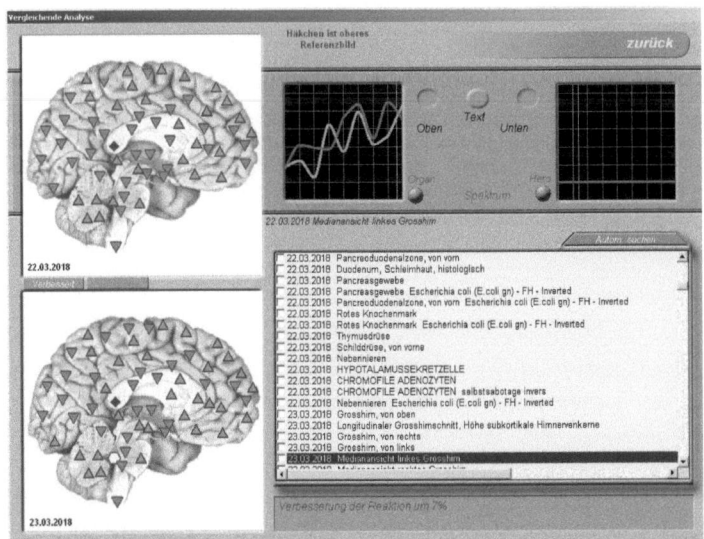

Abb. 98: *Medianschnitt linkes Großhirn: Sieben Tage nach aurachirurgischer Behandlung: Verbesserung der Reaktion um 7% gegenüber dem Ausgangsbefund.*

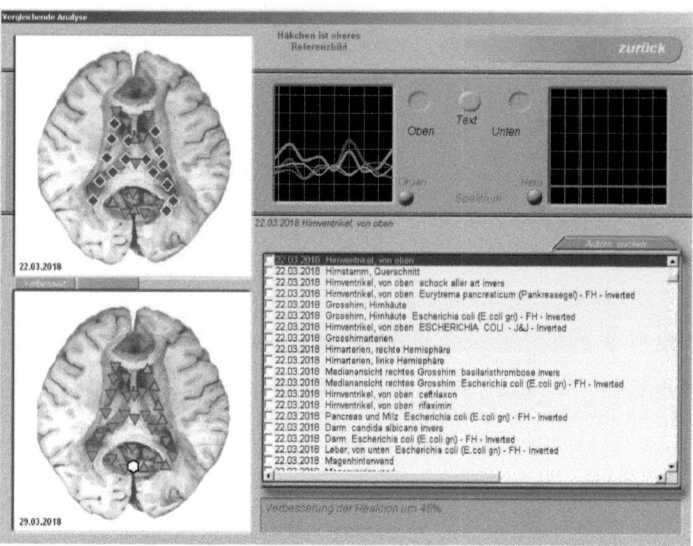

Abb. 99: *Hirnventrikel: Sieben Tage nach aurachirurgischer Behandlung: Verbesserung der Reaktion um 45% gegenüber dem Ausgangsbefund.*

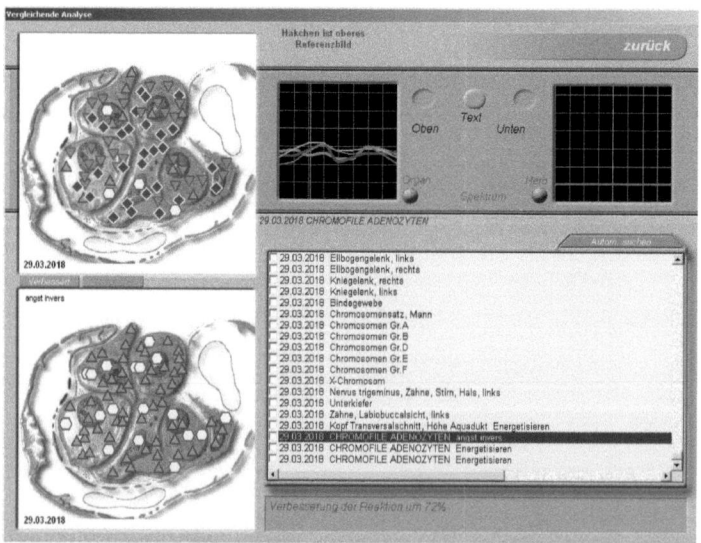

Abb. 100: *Chromophile Adenozyten: Sieben Tage nach aurachirurgischer Behandlung: Verbesserung der Reaktion um 72% gegenüber dem Ausgangsbefund.*

Kontrollbefunde zehn Tage postoperativ:

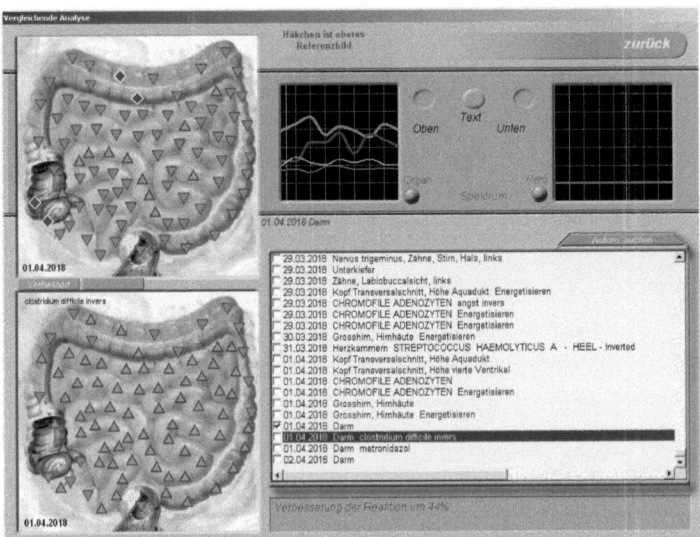

Abb. 101: *Darm: Zehn Tage nach aurachirurgischer Behandlung leidet der Patient auf Normalstation unter einer Diarrhoe mit einer energetischen Belastung, die sich bei Invertierung von Clostridium difficile um 44% verbessert. Die Clostridium-difficile-assoziierte Diarrhoe, kurz CDAD, ist eine Durchfallerkrankung, die durch den Erreger Clostridium difficile hervorgerufen wird. Sie tritt meist als eine Nosokomialinfektion mit virulenten Keimen auf, die durch eine vorherige Antibiotikatherapie gebahnt werden. Risikofaktoren sind unter anderem: Höheres Lebensalter, längerer Klinikaufenthalt und Sondenernährung. Die CDAD manifestiert sich als wässrige Diarrhoe mit krampfartigen Schmerzen im Unterbauch und erhöhter Körpertemperatur (Fieber). In 10-20% der CDAD-Fälle ist eine pseudomembranöse Colitis nachweisbar. Ohne Therapie kann es zu einem toxischen Megakolon mit Organperforation und Multiorganversagen kommen. Die Letalität wird mit 5-10% angegeben.*

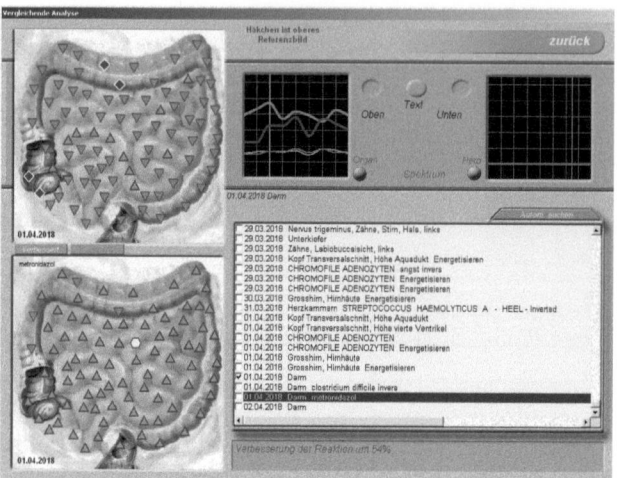

Abb. 102: *Darm zehn Tage postoperativ: Auch hier kann innerhalb kurzer Zeit das Antibiogramm erfolgreich erstellt werden: Bei Eingabe von Metronidazol als dem empfohlenen Präparat der ersten Wahl verbessert sich die Reaktion des Darms um 54%. Das bedeutet, dass diese Therapie Erfolg verspricht und keine Resistenzen bestehen.*

Kontrollbefunde 14 Tage postoperativ:

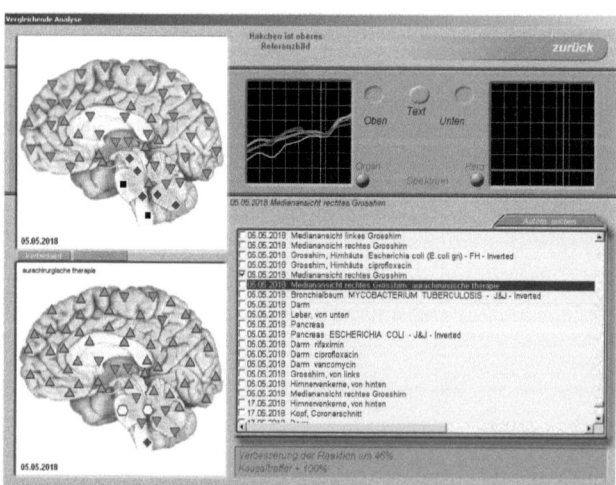

Abb. 103: *Medianansicht rechtes Großhirn 14 Tage postoperativ: Nach wie vor besteht eine deutliche energetische Störung am Hirnstamm mit zahlreichen dunklen Markierungen. Bei Testung in der NLS-Analyse von „Aurachirurgische Therapie" verbessert sich die Reaktion um deutliche 46%.*

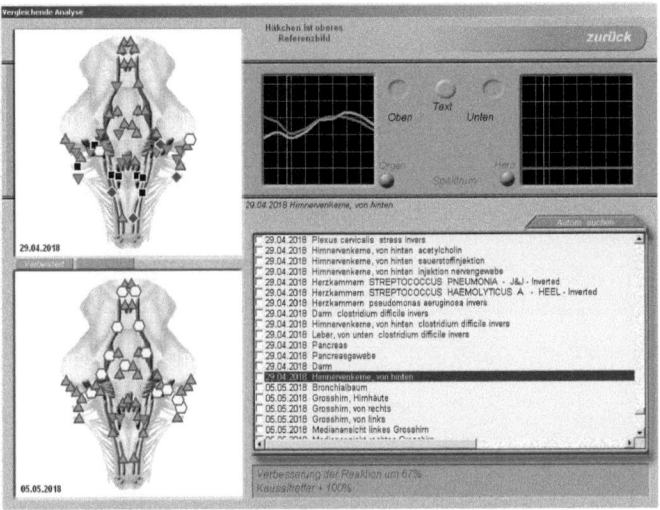

Abb. 104: *Hirnstamm 14 Tage postoperativ: Die Injektion in der Aura von „Antidot Endotoxin" in den Hirnstamm mit Hilfe einer Einmalspritze ergibt eine Verbesserung um 67%, alle dunklen Markierungen sind im Bild verschwunden.*

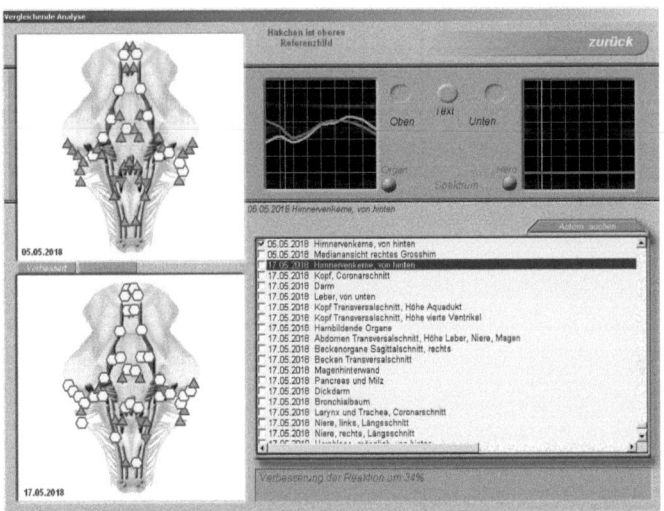

Abb. 105: *Hirnstamm: 12 Tage nach täglicher Injektion von „Antidot Endotoxin" in der Aura am Hirnstamm zeigt sich eine weitere Verbesserung gegenüber dem Vorbefund um 34%, die vormals dunklen Markierungen sind inzwischen energetisch wieder aktiviert.*

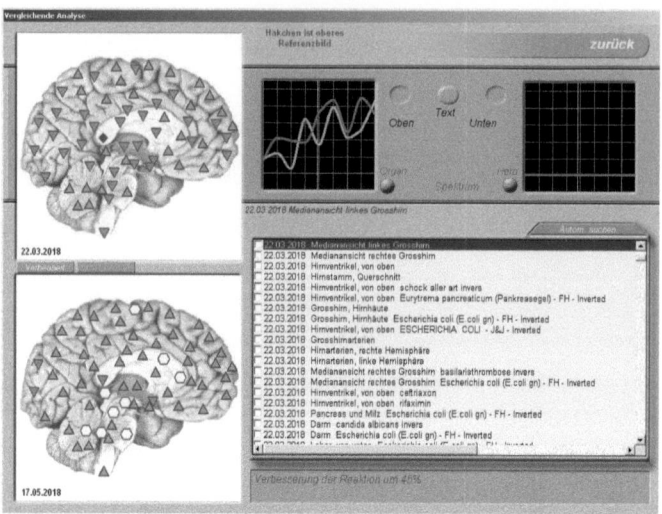

Abb. 106: *Medianansicht linkes Großhirn 14 Tage postoperativ: Auch hier sind alle vormals dunklen Markierungen nach täglicher Injektion von „Antidot Endotoxin" verschwunden und gegen Stufe 2 Markierungen ersetzt, die Verbesserung der Reaktion gegenüber dem Ausgangsbefund beträgt 45%.*

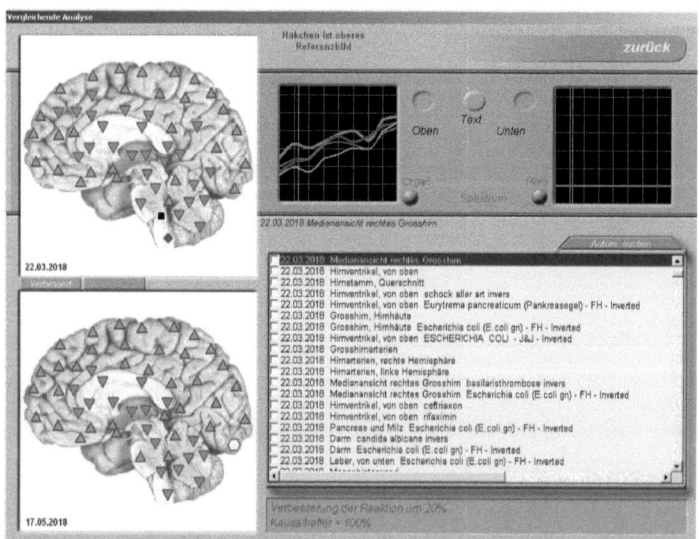

Abb. 107: *Medianansicht rechtes Großhirn: Auch hier sind alle vormals dunklen Markierungen nach täglicher Injektion von „Antidot Endotoxin" verschwunden und gegen Stufe 2 Markierungen ersetzt, die Verbesserung der Reaktion gegenüber dem Ausgangsbefund beträgt 20%.*

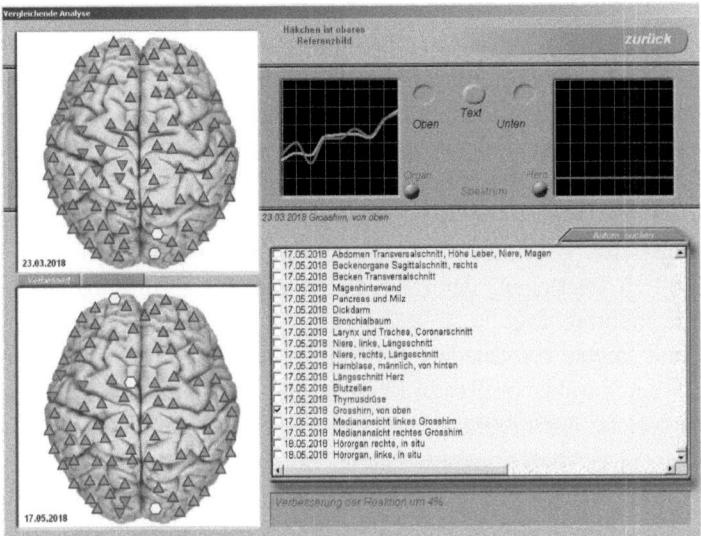

Abb. 108: *Großhirn von oben: Nach wie vor zeigt sich ein guter energetischer Befund des Großhirns, keine Veränderung gegenüber dem Ausgangsbefund.*

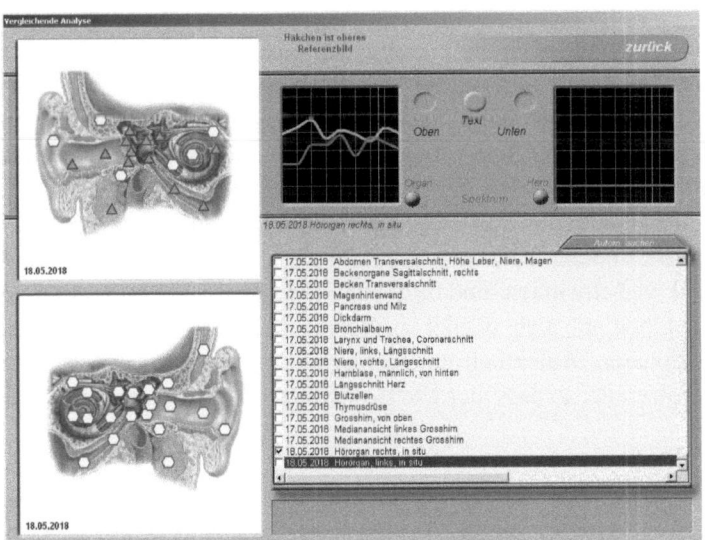

Abb. 109: *Hörorgan beidseits: Zwar reagiert der Patient auf Ansprache, indem er mit den Augen fixiert und sich auch etwas bewegt, allerdings haben die Angehörigen den Eindruck, er höre nichts alles, was man ihm sage. Entsprechend bitten sie, das Gehör in der NLS-Analyse zu prüfen. Hier zeigt sich, dass sich beide Hörorgane energetisch in einem guten Zustand befinden.*

Beurteilung: Ein bemerkenswerter Fall, zumal sowohl die NLS-Analysen als auch die aurachirurgische Operation über mehrere hundert Kilometer Entfernung im Sinne einer Fernbehandlung durchgeführt werden. Während der Patient im Ausland in einer Klinik auf der Intensivstation liegt, ergeben sich sowohl diagnostisch wie auch therapeutisch stichhaltige Aussagen. Die Durchführung des Antibiogramms mithilfe der NLS-Analyse zeigt, dass Cephtriaxon als Antibiotikum ungeeignet ist und stattdessen Rifaximin verwendet werden sollte. Die NLS-Analyse erweist sich gegenüber der mikrobiologischen Untersuchung in der Klinik als deutlich überlegen, denn die Erstellung eines Antibiogramms nimmt in der Klinik mehrere Tage in Anspruch: Der Erreger muss angezüchtet, isoliert, typisiert und gegen verschiedene Antibiotika ausgetestet werden, um schließlich ein Aussage darüber treffen zu können, um welchen Erreger es sich handelt und gegen welche Antibiotika er sensibel oder resistent ist. Diese Prüfung erfordert in der NLS-Analyse gerade einmal ein paar Minuten. Zwei Tage nach der Untersuchung verbessert sich der klinische Zustand des Patienten, so dass er von der Intensivstation auf die Normalstation verlegt werden kann. Eine künstliche Beatmung ist nicht mehr notwendig. Nach fünf Tagen nimmt der Patient Kontakt mit seinen Angehörigen auf, lächelt etwas und bewegt diskret die Beine. Eine kausale Therapie wäre die aurachirurgische Entfernung der Magensonde, um dadurch die Refluxproblematik entsprechend in den Griff zu bekommen. Bemerkenswert ist auch die prompte Verbesserung der Atemfunktion bei homöopathischer Antagonisierung des Miasmas von Mycobacterium tuberculosis. Auch als auf der Normalstation eine Diarrhoe auftritt, kann mithilfe der NLS-Analyse der entsprechende Keim identifiziert und auch das entsprechende Antibiogramm schnell und unkompliziert erstellt werden. Bemerkenswert ist die positive Wirkung der Injektionen von „Antidot Endotoxin" in die Aura des Hirnstamms. Die vormals dunklen Markierungen, die für das Locked In Syndrom verantwortlich sind, verschwinden, und dazu auch die klinische Symptomatik in Teilen. Der Patient beginnt sich wieder zu bewegen, wenngleich durch den monatelangen stationären Aufenthalt mit Immobilisierung die Muskelmasse deutlich abgeschmolzen ist, so dass hier alle Bewegungen äußerst schwach sind.

Gesichtsschmerzen

Anamnese: Der 67-jährige Patient leidet seit 3 Jahren unter einer Trigeminus-neuralgie[11] auf der linken Gesichtshälfte, mit einschießenden Schmerzen ins-besondere bei Kälte. Die Schmerzen treten fast täglich auf und werden immer stechender. Manchmal halte er es vor Schmerzen gar nicht mehr aus. Seit einem halben Jahr nehme er Carbamazepin[12], was ihn aber sehr müde und auch schwindlig mache.

Aurachirurgie: Keine karmischen Belastungen erkennbar.

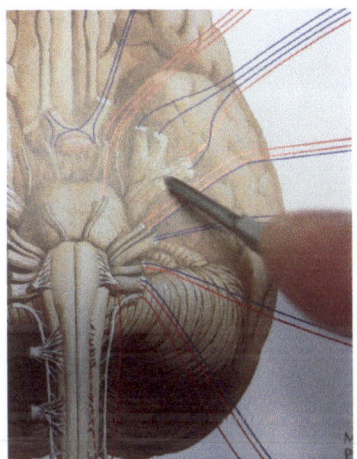

Abb. 110: Resonanzbildung bei Kompression des N. trigeminus Hauptstamms mit dem Ganglion semilunare Gasseri.

---

[11] Die Trigeminusneuralgie ist ein Gesichtsschmerz im Versorgungsbereich des Nervus trigeminus.Eine Trigeminusneuralgie ist zumeist idiopathisch, kann aber auch symptomatisch, z.B. im Rahmen einer Multiplen Sklerose, bei Hirnstammtumoren oder Syringobulbie auftreten. Trigeminusneuralgien können spontan entstehen oder durch bestimmte Ereignisse "getriggert" werden. Als Auslöser kommen unter anderem Kälte- oder Wärmereize sowie Berührungen in Frage. Die Pathogenese der idiopathischen Trigeminusneuralgie ist noch nicht vollständig geklärt. Eine relativ gesicherte Ursache ist die Irritation der Wurzel des Nervus trigeminus im Kleinhirnbrückenwinkel. Bei ca. 70% der Patienten kann ein pathologischer Gefäß-Nerven-Kontakt zwischen dem Nervus trigeminus und der Arteria cerebelli superior (Jannetta-Mechanismus) nachgewiesen werden. Durch Komprimierung des Nervens kommt es zu einer lokalen Demyelinisierung, in deren Folge ektope Impulse an den demyelinisierten Fasern generiert werden. Diese führen zu einer Hyperexzitation und Signalübertragung zwischen demyeli-nisierten sensiblen und nozizeptiven Fasern. Etwa ⅓ der Patienten haben nur eine Episode im Leben. Bei anderen ist der Verlauf häufig progredient, wobei auch oft Phasen mit spontaner Remission vorkommen.

[12] Ein Antiepileptikum, das auch bei Nervenschmerzen erfolgreich eingesetzt wird. Übelkeit, Erbrechen, Schwankschwindel, Sehstörungen und Müdigkeit sind typische Nebenwirkungen.

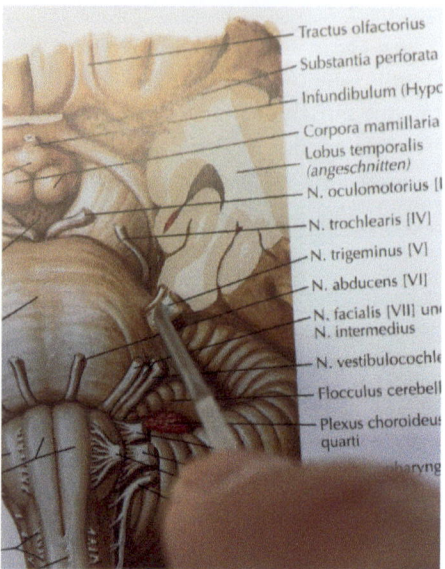

Tractus olfactorius
Substantia perforata
Infundibulum (Hypc
Corpora mamillaria
Lobus temporalis
(angeschnitten)
N. oculomotorius [I
N. trochlearis [IV]
N. trigeminus [V]
N. abducens [VI]
N. facialis [VII] un
N. intermedius
N. vestibulocochle
Flocculus cerebell
Plexus choroideu:
quarti

Abb. 111: *Resonanzbildung bei Kompression des N. trigeminus Hauptstamms.*

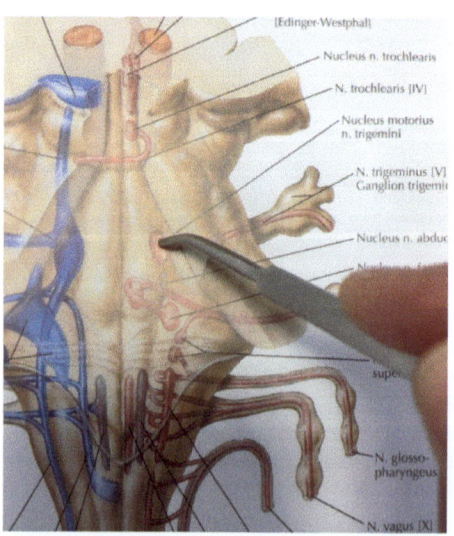

[Edinger-Westphal]
Nucleus n. trochlearis
N. trochlearis [IV]
Nucleus motorius
n. trigemini
N. trigeminus [V]
Ganglion trigemi
Nucleus n. abdu:
sup
N. glosso-
pharyngeus
N. vagus [X]

Abb. 112: *Resonanzbildung bei Kompression des N. trigeminus im Bereich des Hirnstamms. Diese Resonanz spricht gegen die Theorie einer Kompression durch die A. cerebellaris posterior inferior als Ursache für die Trigeminusneuralgie, schließt die Hypothese aber keinesfalls aus.*

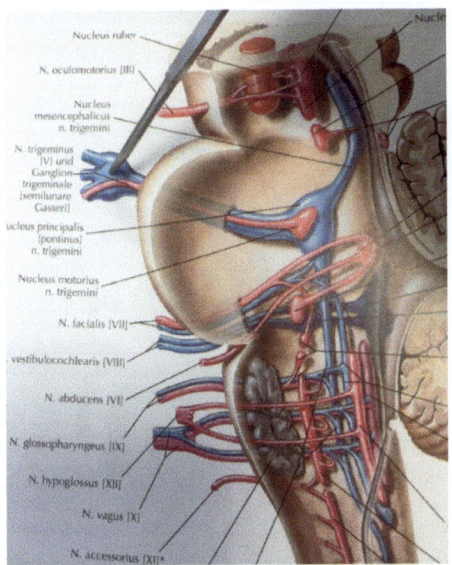

Abb. 113: Resonanzbildung bei Kompression des N. trigeminus Hauptstamms mit dem Ganglion semilunare Gasseri in einer weiteren Abbildung.

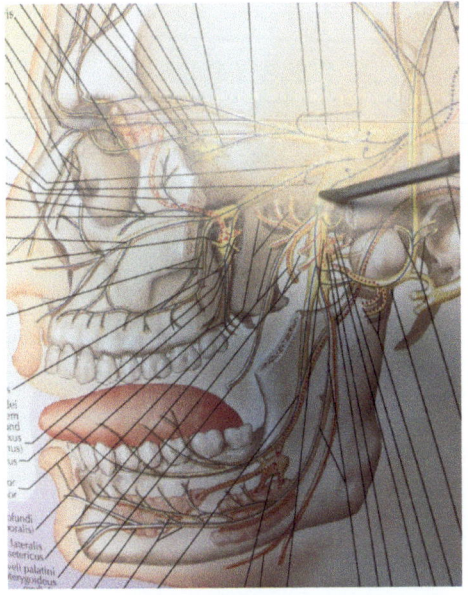

Abb. 114: Resonanzbildung bei Kompression des N. maxillaris als mittlerem Ast des N. trigeminus, der in den Oberkiefer zieht und wo der Patient die meisten Schmerzen hat.

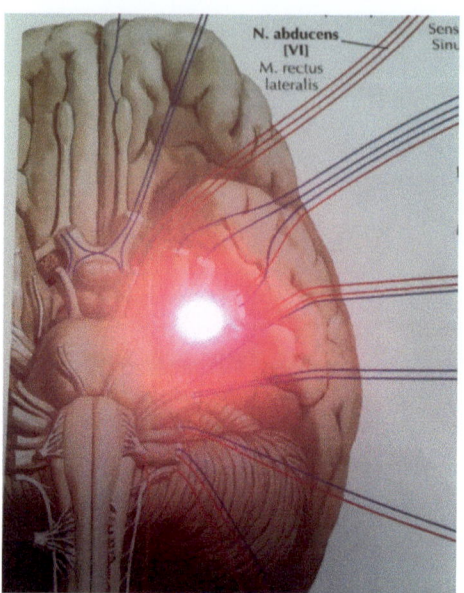

Abb. 115: *Aurachirurgische Thermokoagulation, entsprechend der schulmedizinischen Verfahren einer herkömmlichen Thermokoagulation des Ganglion semilunare Gasseri.*

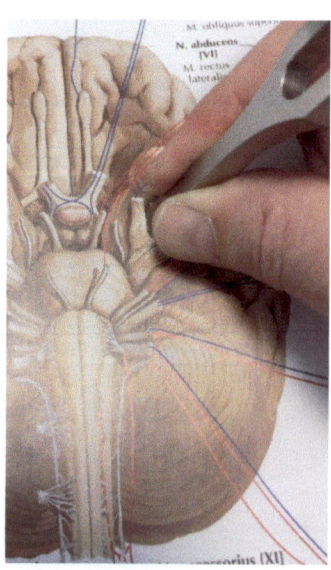

Abb. 116: *Heilende Impulse mit Hilfe der Stimmgabel zur Beruhigung des Ganglion semilunare Gasseri. Der Patient empfindet diese Prozedur als sehr wohltuend.*

Beurteilung: Die Schulmedizin empfiehlt operative Verfahren, wenn die konservativen Therapieversuche durch Medikamente scheitern. Glycerolinjektion, perkutane Thermokoagulation des Ganglion Gasseri, Ballonkompression des Ganglion Gasseri, Radiochirurgie (Gamma-Knife), Operation nach Janetta: Mikrochirurgische Dekompression der Nervenwurzel, bei der ein kleines Materialstück (z.B. Teflon) zwischen Gefäß und Nerv eingebracht wird. Alle Methoden sind grundsätzlich auch in der Aurachirurgie erlaubt, wobei die aurachirurgische Operation nach Janetta die besten Aussichten auf Heilung bietet.

Fingerdeformität

Anamnese: 64-jähriger Patient kommt in die Behandlung wegen eines seit mehreren Jahren bestehenden Dupuytren'schen Kontraktur[13] der rechten Hand. Eine schulmedizinische Operation komme für ihn nicht in Frage, da habe er Bedenken, dass die Situation noch schwieriger wird.

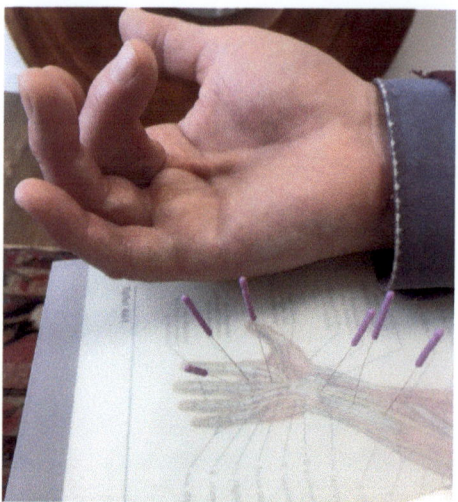

Abb. 117: Dupuytren'sche Kontraktur mit Entfernung der Palmaraponeurose, Mobilisierung der Beugesehen, Akupunkturbehandlung der Beugemuskeln mit Hilfe der Stimmgabel, Injektion von Gleitmittel in die Sehnenscheiden. Der Patient gibt während der Behandlung an zu spüren, wie sich die Muskeln entspannen, am Tag danach ist das Spannungsgefühl der Hand deutlich vermindert.

---

[13] **Definition**: Die Dupuytren-Kontraktur ist eine durch Fibrose und Schrumpfung der Palmaraponeurose bedingte Kontraktur der Hand und Finger. **Pathogenese**: Die Ätiologie und die genauen Pathomechanismen sind zurzeit (2017) noch unklar. Es kommt zur Veränderung der Palmaraponeurose mit langsam fortschreitender Verhärtung und Schrumpfung. Möglicherweise spielen Traumata (z.B. durch Unfälle oder Berufstätigkeit) eine Rolle als Auslöser. Die Krankheit ist bei Männern jenseits des 40. Lebensjahres häufig assoziiert mit (alkoholtoxischen) Leberschäden. In Einzelfällen wurden unter der langzeitigen Einnahme von Finasterid Dupuytren-Kontrakturen beobachtet. Lebererkrankungen, Diabetes mellitus und Herzerkrankungen können im Zusammenhang stehen **Symptomatik**: Betroffen sind vor allem Männer mittleren Lebensalters. Zunächst treten in der Handinnenfläche im Bereich des 4ten und 5ten Fingerstrahls knotige bis strangförmige Verhärtungen auf, die mit der Zeit zunehmend schrumpfen. Durch die daraus resultierende Kontraktur der Finger in Beugestellung kommt es zu einer Funktionseinschränkung der Hand. Betroffen sind in erster Linie der Ringfinger und der kleine Finger. Der Krankheitsverlauf erstreckt sich in der Regel über mehrere Jahre.

Aurachirurgie:

Karmisch gesehen beschreibt die Dupuytren-Kontraktur die Unfähigkeit des Loslassens und des Vergebens. Insofern beschreibt die Vererbung das bereits früher beschriebene Phänomen, dass karmische Muster wie auch Verhaltensweisen auf weitere Generationen epigenetisch übertragen werden können. Entsprechend finden sich bei Dupuytren-Kontrakturen sowie bei Morbus Ledderhose (Analogon des Morbus Dupuytren an den Fußsohlen) das karmische Muster von Eiden und Gelübden, insbesondere Armuts- und Treuegelübde. Die Vermutung der Schulmedizin, bei Dupuytren Kontrakturen handle es sich um die Folge einer Lebererkrankung, muss an dieser Stelle revidiert werden. Vielmehr scheint es ein seelisches Problem mit entsprechenden Gelübden zu sein, die eine solche Erkrankung auslösen.

Beurteilung: Tatsächlich lässt die Kontraktur in ihrer Stärke nach. Der Patient beschreibt, dass das Spannungsgefühl in der Handbinnenfläche deutlich nachgelassen hat. Nebenbefund: Ausgeprägtes Armutsgelübde, sichtbar nicht nur an den chromophilen Adenozyten in der NLS-Analyse, sondern auch an den abgestoßenen Ärmeln und dem alten ausgefransten Pullover.

Schilddrüsenunterfunktion

Anamnese: Patientin, 55 Jahre, leidet seit Jahren unter einer Schilddrüsenunterfunktion bei Hashimoto Thyreoiditis[14].

---

[14] **Definition:** Die Hashimoto-Thyreoiditis (Synonyme: Hashimoto-Thyroiditis, Struma lymphomatosa Hashimoto, chronische lymphozytäre Thyreoiditis, Ord-Thyreoiditis, Hashimoto-Krankheit) ist eine Autoimmunerkrankung, die zu einer chronischen Entzündung der Schilddrüse führt. Bei dieser Erkrankung wird Schilddrüsengewebe infolge eines fehlgeleiteten Immunprozesses durch T-Lymphozyten zerstört. Darüber hinaus ist eine Antikörperbildung gegen schilddrüsenspezifische Antigene nachweisbar. Die Krankheit wurde nach dem japanischen Arzt Hakaru Hashimoto (1881–1934) benannt, der sie 1912 als Erster beschrieb Die Hashimoto-Thyreoiditis ist eine der häufigsten Autoimmunerkrankungen des Menschen und die häufigste Ursache der primären Schilddrüsenunterfunktion. **Epidemiologie:** Eine US-amerikanische Erhebung fand bei 10% der Probanden einer Bevölkerungsstichprobe erhöhte Antikörper, bei 4,3 % subklinische und bei 0,3 % klinisch manifeste Hypothyreosen. Eine neuere Studie fand 10% klinische und subklinische Hypothyreosen. Lehrbüchern zufolge liegt die Erkrankungshäufigkeit der mit einer Hashimoto-Thyreoiditis häufig einhergehenden Schilddrüsenunterfunktion in Westeuropa bei 1–2 %; subklinische Verläufe sind jedoch häufiger und liegen im Bereich von 6–8 %. Frauen erkranken deutlich häufiger als Männer (Verhältnis 2:1 bis 5:1). Es finden sich familiäre Häufungen, d. h., es wird nur die Veranlagung für Hashimoto vererbt. Beobachtungen zeigen, dass die Hashimoto-Thyreoiditis in zeitlichem Zusammenhang mit hormonellen Umstellungen (Pubertät, Entbindung, Wechseljahre) und Belastungssituationen entstehen kann. **Ursachen:** Die genauen Wirkfaktoren, die zum Ausbruch einer Hashimoto-Thyreoiditis führen können, sind noch nicht hinreichend geklärt. Zur Debatte stehen neben einer familiären (genetischen) Vorbelastung auch Stress, schwer verlaufende Viruserkrankungen (wie Pfeiffer-Drüsenfieber, Gürtelrose), Dysfunktionen der Nebennierenrinde, Mikrochimerismus (Überleben fremder Zellen im kindlichen Organismus) und Umwelteinwirkungen. Überzufällig häufig findet sich die Hashimoto-Thyreoiditis beim PCO-Syndrom (polyzystisches Ovar Syndrom). Debattiert wird zurzeit über die Bedeutung einer übermäßigen Jodzufuhr für den Ausbruch der Krankheit. Als relativ sicher kann gelten, dass sie, genau wie Morbus Basedow, durch sehr hohe Joddosen (Jodexzess) ausgelöst werden kann (z. B. durch jodhaltige Kontrastmittel). Mögliche Gefahren, die von einer Jodierung der Nahrungsmittel (als Folge der Futtermitteljodierung bei Nutztieren und der Kochsalzjodierung) ausgehen, werden diskutiert (vgl. Jodmangel, Jodunverträglichkeit). **Klinik:** Aufgrund der möglichen anfänglichen Schilddrüsenüberfunktion (Syn. Hashitoxikose) können für eine gewisse Zeit folgende Symptome auftreten: Nervosität, Reizbarkeit, Rastlosigkeit, Zittern der Hände, Schlafstörungen, Schwitzen, Herzklopfen und Herzrasen, Herzrhythmusstörungen, Feuchtwarme Haut, Heißhunger und Durst, Gewichtsverlust trotz guten Appetits, bei Frauen zusätzlich Störungen im Menstruationszyklus (unregelmäßige oder verstärkte Blutungen, Ausbleiben der Regelblutung). Langfristig folgt schließlich das Einsetzen der Schilddrüsenunterfunktion mit folgenden Symptomen: Niedrige Körpertemperatur, erhöhte Kälteempfindlichkeit, Ödeme (Schwellungen durch Wassereinlagerungen, besonders an Lidern, Gesicht, Extremitäten, Myxödem), Kloß im Hals, Strangulationsgefühl (auch nur phasenweise), häufiges Räuspern und Hüsteln, heisere oder belegte Stimme (Stimmbandödem), depressive Verstimmung, Motivationslosigkeit, Antriebslosigkeit, Muskelschwäche, Muskelverhärtung, trockene und rissige Haut und damit verbundener Juckreiz, trockene Schleimhäute, brüchige Haare und Nägel, Haarausfall, schnelle und starke (fast unkontrollierbare) Gewichtszunahme, Übelkeit, Verdauungsstörungen, Wachstumsstörungen, Herzvergrößerung, verlangsamter Herzschlag, verringerte Libido, veränderter Zyklus (bei Frauen), Augenerkrankung (endokrine Orbitopathie), Gelenkschmerzen, Konzentrations- und Gedächtnisstörungen, Müdigkeit.

Sie leide unter depressiver Verstimmung, manchmal Herzklopfen und unter Muskelschwäche.

Aurachirurgie: Im Rahmen der aurachirurgischen Exploration der karmischen Muster zeigt sich ein deutliches Sklavenjoch, das erfolgreich aufgelöst wird. Darüber hinaus findet sich das karmische Muster des Stricks in der Aura sowie eine Schwarze Magie im Hals- und Brustbereich. Alle karmischen Muster werden erfolgreich durch den Aurachirurgen aufgelöst und entfernt, bei erneuter Prüfung findet sich beim Patienten keine Resonanz mehr. Insbesondere die Entfernung von Strick und Sklavenjoch werden als große Erleichterung empfunden. Der Patient steht plötzlich gerader und hält den Kopf im Vergleich zum Initialbefund in einer aufrechteren Position.

	RÉSULTATS		VALEURS DE RÉFÉRENCE	RÉSULTATS ANTÉRIEURS	
HORMONOLOGIE					
Thyroïde				3.356	05/04/17
TSH	2.823	mU/L	0.300 - 4.000	14.6	05/04/17
T4 libre	15.0	pmol/L	9.0 - 26.0		
AC anti-TPO	↗ >1300	U/mL	< 60	↗ >1300	05/04/17
	Tableau évocateur d'une hypothyroïdie latente.				
Bilan phosphocalcique					
25-OH-Vitamine D	25	ng/mL	> 20	22	23/12/16
	Les valeurs reprises sous la colonne valeurs de référence, constituent, dans le cas de la vitamine D, des objectifs à atteindre. Toxicité : > 150 ng/mL				
Surrénales					
DHEA-Sulfate	500	ng/mL	350 - 4300	697	23/12/16
ALLERGOLOGIE					
IgE totales	26	kU/L	< 120	32	23/12/16
	Un taux normal d'IgE n'exclut pas une allergie (surtout d'inhalation) : +/- 30 % de faux négatifs				

Le laboratoire a procédé ces derniers jours à l'installation d'une nouvelle version de son logiciel gestion.
Cette importante mise à jour a pu s'accompagner de quelques difficultés notamment au niveau de l'édition des protocoles.
Nous vous prions de nous excuser pour ces éventuels désagréments.

Abb. 118: Auf einem von der Patientin mitgebrachten Befund zeigt sich die deutliche Erhöhung der Autoantikörper im Rahmen der Hashimoto Thyreoiditis von über 1300 U/ml bei einem Referenzwert von <60 U/ml. Interessanterweise finden sich normale Laborwerte für TSH und das freie T4, was bedeutet, dass die Schilddrüsenfunktion noch kompensiert ist und man hier strenggenommen noch nicht von einer Schilddrüsenunterfunktion sprechen kann.

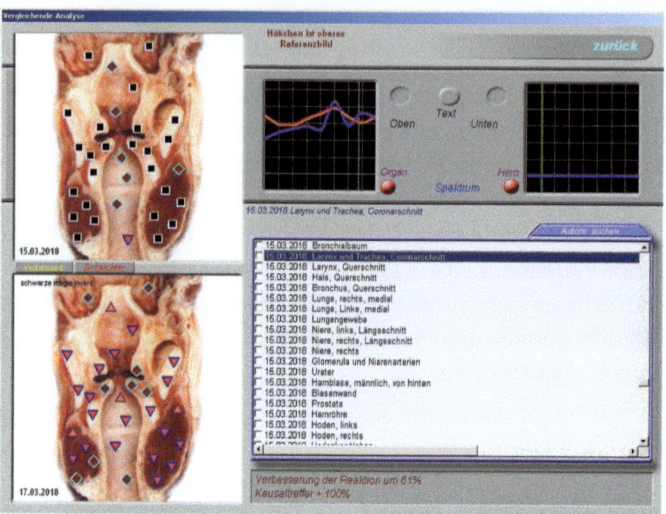

Abb. 119: *Die Belastung durch die Schwarze Magie zeigt sich auch am Kehlkopf (korrespondierend zu der von der Patientin beschriebenen Sprechblockade im Rahmen der Schwarzen Magie) und hier insbesondere im Bereich der Schilddrüse. Bei Invertierung von Schwarze Magie kommt es zu einer Verbesserung der Reaktion um 61%.*

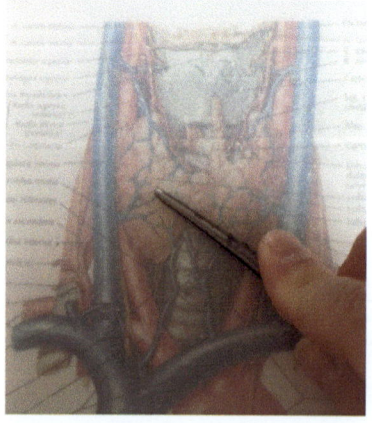

Abb. 120: *Beim virtuellen Druck auf das Schilddrüsengewebe in der aurachirurgischen Untersuchung am Anatomieatlas zeigt sich eine deutliche Resonanz beim Patienten. Durch den Einsatz von Stimmgabel und rotem Laser versucht der Aurachirurg, das geschwollene Schilddrüsengewebe zu beruhigen, was der Patient in der Folge tatsächlich als wohltuende und beruhigende Empfindung beschreibt.*

Beurteilung: Dieser Fall ist in vielerlei Hinsicht höchst lehrreich: Nach aura-chirurgischer Erfahrung hat die energetische Belastung der Schilddrüse durch das karmische Muster der Schwarzen Magie Auswirkungen auf den Schild-drüsenmetabolismus, so auch im vorliegenden Fall. Löst der Therapeut die Schwarze Magie, verschwindet nicht nur die Resonanz am Hals des Patienten, sondern es verbessert sich auch die Schilddrüsenfunktion. Andere Möglichkeiten sind karmische Belastungen durch Eide und Gelübde oder auch miasmatische Belastungen der Schilddrüse, insbesondere Streptococcus haemolyticus, aber auch weitere Erreger wie die in der Schulmedizin beschriebenen Erreger des Pfeiffer-Drüsenfiebers (infektiöse Mononukleose) sowie der Gürtelrose (Herpes zoster). Entsprechende energetisch-informatorische Belastungen können sowohl für die Schwarze Magie, Eide und Gelübde als auch für miasmatische Belastungen in der NLS-Analyse auf der Schilddrüse nachgewiesen werden. Sind die Erreger homöopathisch ausgeleitet bzw. ist das karmische Muster der Schwarzen Magie oder der Eide und Gelübde aurachirurgisch erfolgreich behandelt, verschwinden auch die energetisch-informatorischen Belastungen in der NLS-Analyse, der Schilddrüsenmetabolismus und die klinischen Symptome verbessern sich. Interessanterweise ist schulmedizinisch vom Gefühl des Kloßes im Hals sowie von Strangulationsgefühl (auch nur phasenweise) die Rede. Das kann zum einen schlicht durch die Schwellung der Schilddrüse bedingt sein, kann aber aus aurachirurgischer Sicht auch im Zusammenhang mit dem karmischen Muster des Erhängens stehen, wie dies im vorliegenden Fall tatsächlich gefunden wurde. Zerschneidet der Aurachirurg die Schlinge und entfernt die karmische Belastung, so verbessert sich in den meisten Fällen auch die klinische Symptomatik von Gefühl des Kloßes im Hals sowie von Stran-gulationsgefühl. Auch die vorliegende Depression kann unterschiedlich interpre-tiert werden: Zum einen als unmittelbare Konsequenz eines zu niedrigen Schild-drüsenhormonwertes, wenngleich angesichts des mitgebrachten Laborbefundes festgestellt werden muss, dass keine Verringerung des Schilddrüsenwertes T4 (bei leider nicht dokumentiertem T3-Wert) und insbesondere aber auch keine Erhöhung von TSH-basal vorhanden sind. Würde eine klinisch manifeste Hypo-thyreose vorliegen, so müsste man einen erhöhten TSH-basal-Wert erwarten als Versuch der Hypophyse, auf diese Weise die Schilddrüsenfunktion zu steigern. Die depressive Symptomatik entpuppt sich stattdessen im vorliegenden Fall wohl eher als Konsequenz des aurachirurgisch gefundenen Sklavenjochs, denn nach aurachirurgischer Entfernung des Sklavenjochs verbessert sich nicht nur die Haltung der Patientin, sondern auch die Stimmung nachhaltig. Sehr interes-sant ist der schulmedizinisch beschriebene Zusammenhang zwischen Hashimo-to-Thyreoiditis und der Dysfunktionen der Nebennierenrinde bzw. dem PCO-Syndrom (polyzystisches Ovar Syndrom). Denn das karmische Muster der

Schwarzen Magie findet sich in der NLS-Analyse typischerweise auf den entsprechenden anatomischen Strukturen, den Nebennieren und den Ovarien. Ovarialzysten gehören zu den typischen Symptomen einer gynäkologischen Manifestation der Schwarzen Magie, zusammen mit Endometriose, Aborte, Myome, PMS, unerwünschte Kinderlosigkeit und Menstruationsbeschwerden. Auch die Vererbbarkeit von Hashimoto Thyreoiditis ist im aurachirurgischen Kontext durchaus verständlich: Hier geschieht die Vererbung jedoch eher epigenetisch, indem energetisch-informatorische Belastungen von karmischen Mustern über Generationen vererbt werden können. Letztlich zeigt der vorliegende Fall in eindrucksvoller Weise die Überlegenheit geistiger Prinzipien (energetisch-informatorische Störungen auf den Nebennieren unterschiedlicher Genese, z.B. Schwarze Magie, Eide und Gelübde, miasmatische Belastungen) über die morphologischen Manifestationen (Konzentration von Schilddrüsenhormonen im Blut).

Schwellung im Rachen

Anamnese: Der 16-jährige Patient leidet unter einem Kraniopharyngeom[15], das vor drei Jahren bereits neurochirurgisch operiert wurde. Auf Grund eines vor einem Monat durchgeführten MRT ergibt sich der Verdacht auf ein Rezidiv des Tumors. Die Mutter der Patienten kommt zunächst allein in das Behandlungszimmer, um diesen Fall persönlich zu besprechen, weil sie befürchtet, dass ihr Sohn diese erneute Belastung nicht ertragen kann. Als Medikation erhält ihr Sohn Minirin[16] wegen eines Diabetes insipidus[17]. Aufgefallen war der Tumor seinerzeit erstmalig durch eine Schwellung im Rachen mit Störung der Nasenatmung.

Aurachirurgie: Der Patient ist normal groß, wirkt normal entwickelt bzgl. seiner sexuellen Reifung. In der aurachirurgischen Exploration findet sich das karmische Muster der Medizinischen Versuche, insbesondere im Nasen-Rachenraum. Hier zeigt sich eine deutliche Resonanz, die nach aurachirurgischer Entfernung der Nasentamponaden und auch einer Trachealkanäle vollständig verschwunden ist. Bei Abtasten der fraglichen Region, in der das Kraniopharyngeom-Rezidiv im MRT angezeigt wird, zeigt sich ebenfalls eine entsprechende Resonanz, so dass der Aurachirurg weiß, wo entsprechend zu operieren ist. Die Region ist in den folgenden Abbildungen mit einem Pfeil markiert. Das Rote

---

[15] Das Kraniopharyngiom ist ein gutartiger Tumor der Schädelbasis, der von Epithelresten der Rathke Tasche ausgeht. Die Ätiologie des Kraniopharyngioms ist nach schulmedizinischer Auffassung unbekannt. Kraniopharyngeome gehören zu den Fehlbildungsgeschwulsten. Aufgrund der Lage in Nähe der Hypophyse beruhen die Symptome des Kraniopharyngioms auf einer Verdrängung von Gewebestrukturen in Nähe der Hirnanhangdrüse: Sehstörungen bis hin zur bitemporalen Hemianopsie, Kopfschmerzen, Einengung des dritten Hirnventrikels bis hin zum Hydrocephalus internus, Störungen der hypophysealen Hormonregulation, ADH-Mangel und zentraler Diabetes insipidus, STH-Mangel und Minderwuchs, Mangel an Geschlechtshormonen mit der Folge einer Pubertas tarda.

[16] Desmopressin ist ein Wirkstoff aus der Gruppe der Antidiuretika und kommt in erster Linie zur Verminderung von übermäßigem Durst, Harndrang und häufigem Wasserlassen zum Einsatz. Die Hauptindikation stellt der Diabetes insipidus centralis dar. Außerdem ist Desmopressin bei der Behandlung der Harninkontinenz und als Mittel der zweiten Wahl bei der Enuresis indiziert. Darüber hinaus wird der Arzneistoff zwecks Blutungsstillung, z.B. bei Hämophilie A, sowie gegen Austrocknung durch starken Wasserverlust angewendet.

[17] Der Diabetes insipidus ist eine relativ selten vorkommende Hormonmangelerkrankung, die durch eine extrem hohe Harnausscheidung (Polyurie) von 5 bis 25 Litern pro Tag und durch ein damit entstehendes Durstgefühl (Polydipsie) charakterisiert ist. Diabetes insipidus centralis (Diabetes insipidus neurohormonalis): Eine Störung der Produktion von ADH infolge einer Schädigung von Hypothalamus oder Hypophyse führt zum Krankheitsbild des Diabetes insipidus centralis. Rund ⅓ der Fälle sind idiopathisch. Sekundäre Ursachen umfassen Neoplasien der Hyophyse sowie Traumen und Entzündungen (z.B. Meningitis).

Knochenmark zeigt eine erhebliche miasmatische Belastung durch Treponema pallidum, wie es bei Tumorpatienten typisch ist, die Belastung wird erfolgreich durch invertierte Globuli aufgelöst.

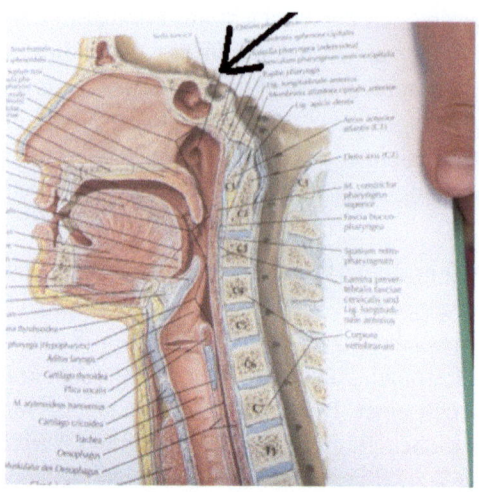

Abb. 121: *Nasen-Rachenraum mit Keilbeinhöhle und dahinter der Fossa hypophysealis. Hier wird mit dem Skalpell gearbeitet, der Tumor ausgeschnitten, mit dem roten Laser koaguliert und mit der Stimmgabel beruhigt.*

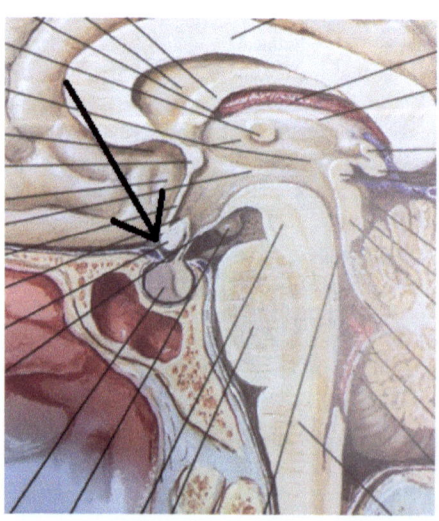

Abb. 122: *Eine weitere Abbildung im Anatomieatlas wird verwendet, um den Befund weiter einzugrenzen und zu therapieren. Am Ende der Operation ist keine Resonanz mehr auslösbar.*

Krampfadern

Anamnese: 72-jähriger Patient mit seit Jahrzehnten bestehenden Krampfadern an beiden Unterschenkeln. Die Varizen wurden an beiden Beinen vor Jahrzehnten durch Kochsalzinjektionen behandelt, was über viele Jahre hinweg ganz gut funktioniert habe. Zu einer großen Venenoperation mit Stripping der oberflächlichen Beinvenen habe sich der Patient nicht entscheiden können. Vor etwa einem Jahr habe ein Ungeziefer im Bett in den Fuß gebissen oder gestochen, und seitdem komme der Unterschenkel nicht mehr zur Ruhe. Die Bissstelle habe sich seinerzeit entzündet, in der Folge sei die entzündete Haut aufgegangen und es hätten sich mehrere offene Stellen im Bereich des Unterschenkels gebildet. Die Schmerzen seien insbesondere während der Nacht höllisch, der ganze Unterschenkel brenne. Der Patient habe sich beim Angiologen vorstellt, der ihm zu einer regulären Venenoperation geraten habe. Seit er Kompressionsstrümpfe trage, habe die Schmerzhaftigkeit deutlich nachgelassen, aber die offenen Stellen würden sich trotz intensiver Pflege und Behandlung nicht verschließen. Er sei nun unschlüssig, wie er sich weiter verhalten solle und möchte deshalb einen aurachirurgischen Rat, mit der Frage, ob sich hier vielleicht etwas machen lasse.

Aurachirurgie:

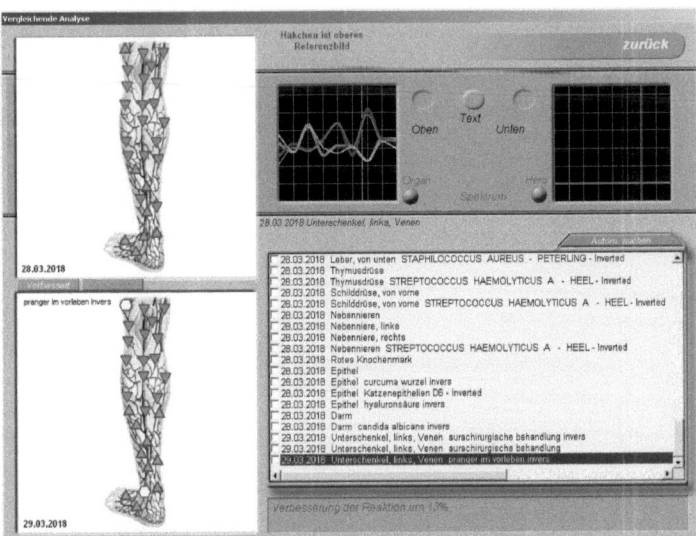

Abb. 123: Unterschenkel links: Bei Invertierung von „Pranger" kommt es zu einer Verbesserung der Reaktion um nur 13%, ganz offensichtlich spielt dieses karmische Muster keine Rolle.

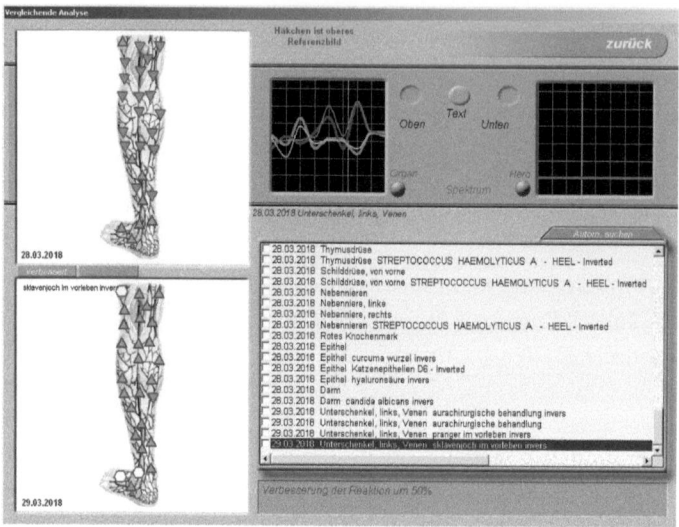

Abb. 124: *Unterschenkel links: Bei Invertierung von „Sklavenjoch im Vorleben"*
kommt es zu einer Verbesserung der Reaktion um 50%, was somit als
signifikanter Kausalitätsfaktor gewertet werden kann. Tatsächlich findet sich das
karmische Muster des Sklavenjochs in der aurachirurgischen Untersuchung.

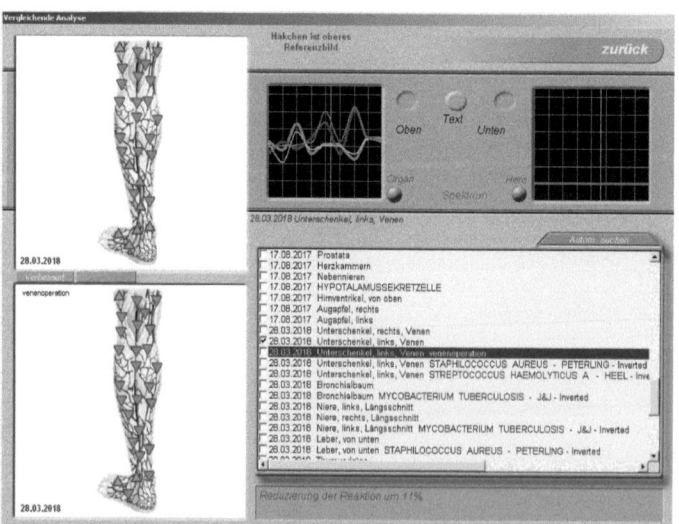

Abb. 125: *Unterschenkel links: Bei Eingabe von Venenoperation kommt es zu ei-*
ner Verschlechterung der Reaktion um 11%, was bedeutet, dass eine
konventionelle Venenoperation nicht zu einer Verbesserung, sondern eher zu
einer Verschlechterung des klinischen Befindens führen wird.

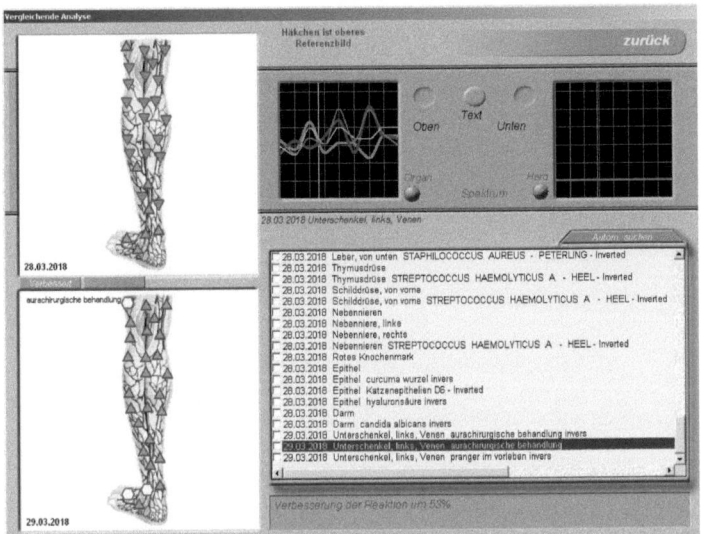

Abb. 126: *Unterschenkel links: Bei Eingabe von „Aurachirurgische Behandlung" kommt es zu einer Verbesserung der Reaktion um 53%. Der Patient dürfte somit von einer aurachirurgischen Behandlung profitieren.*

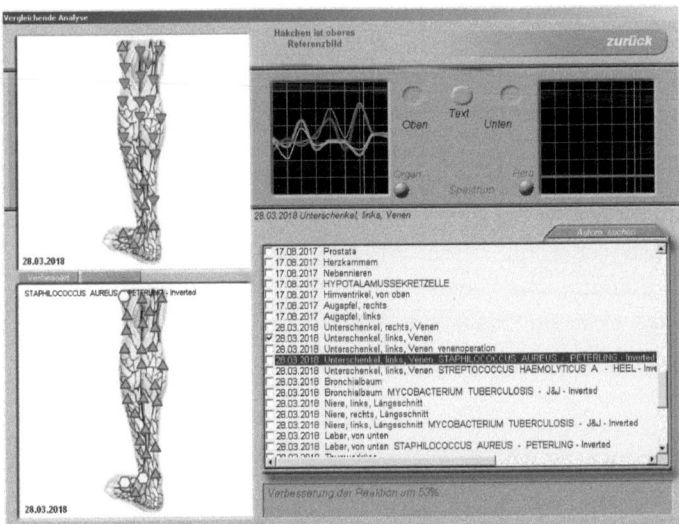

Abb. 127: *Unterschenkel links: Bei Invertierung von Staphylococcus aureus kommt es zu einer Verbesserung der Reaktion um 53%. Offensichtlich besteht eine Infektion bzw. eine Information durch Staphylococcus aureus, die belastend wirkt.*

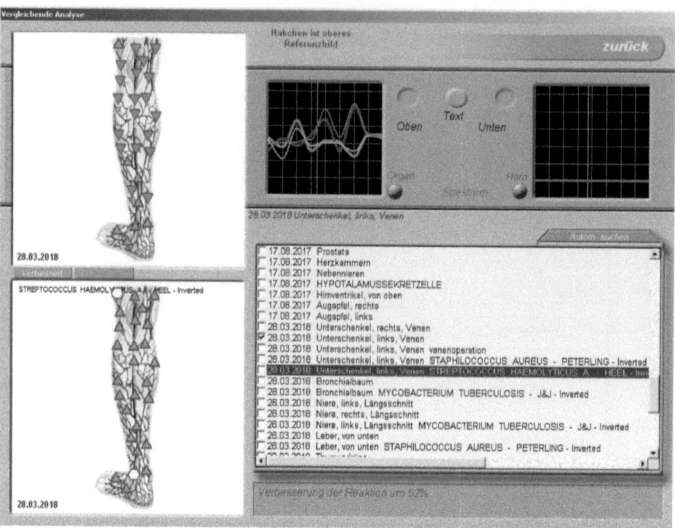

Abb. 128: *Unterschenkel links: Bei Invertierung von Streptococcus haemolyticus kommt es zu einer Verbesserung der Reaktion um 52%. Offensichtlich besteht eine Infektion bzw. eine Information durch Streptococcus haemolyticus, die belastend wirkt.*

Beurteilung: Interessanterweise zeigt sich in der NLS-Analyse eine schwere informatorische Belastung durch Staphylococcus aureus und Streptococcus haemolyticus, die beide homöopathisch ausgeleitet werden. Es erfolgt die aurachirurgische Behandlung, bei der der Patient gut in Resonanz geht. Die Venen werden mit dem roten Laser verschweißt und die Operationsflächen mit der Stimmgabel entlastet, was der Patient während der Operation als angenehm empfindet. Das karmische Muster des Sklavenjochs aus dem Vorleben wird aurachirurgisch entfernt. In der Folge verbessert sich das klinische Befinden des Patienten, auf eine herkömmliche Venenoperation kann verzichtet werden. Das karmische Muster des Sklavenjochs sowie des Prangers wird erfolgreich entfernt, die Resonanz ist bei Nachkontrolle verschwunden.

Brustschmerzen

Anamnese: Eine 34-jährige Patientin kommt wegen eines Brustschmerzes in die Praxis, weswegen sei sich seit mehreren Monaten in schulmedizinischer Behandlung befindet. Vom Hausarzt wird der Verdacht auf eine Angina pectoris gestellt, das EKG bleibt jedoch ohne Befund. Auch finden sich keine Blutwerte, die auf einen Herzinfarkt hindeuten. Die Herzkatheteruntersuchung bleibt ohne Befund. Entsprechend wird differentialdiagnostisch eine Princemetal Angina[18] oder ein thorakaler Druckschmerz unklarer Genese diskutiert.

Aurachirurgie: Es zeigt sich das karmische Muster des Sklavenjochs von vorne, das erfolgreich aurachirurgisch aufgelöst werden kann.

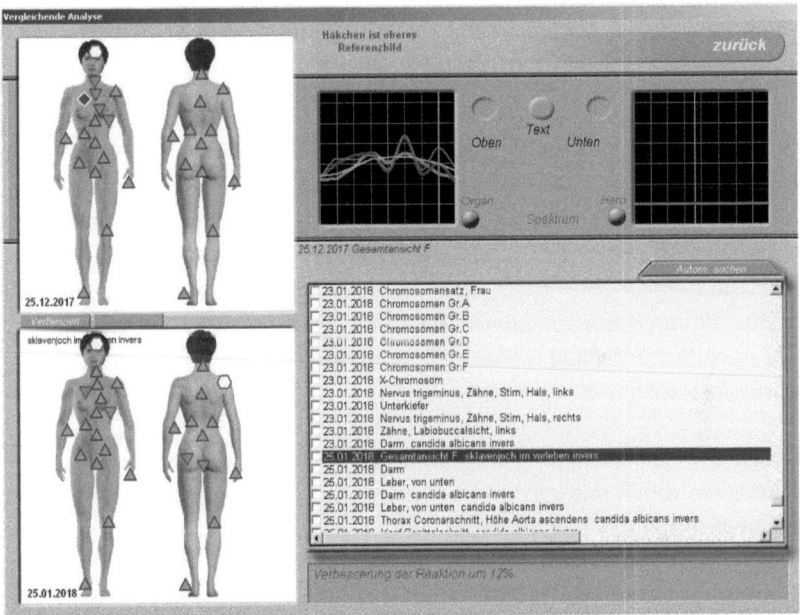

Abb. 129: *Gesamtansicht: Energetische Störung im Brust- und Schulterbereich, bei Invertierung von Sklavenjoch im Vorleben kommt es zu einer Verbesserung der Reaktion um 12%.*

---

[18] Die Prinzmetal-Angina ist eine Sonderform der Angina pectoris, die durch Spasmen der Herzkranzgefäße (Koronarspasmen) ausgelöst wird. Sie führen zu einer passageren Ischämie der Herzmuskulatur. Der genaue zugrundeliegende Pathomechanismus ist aktuell (2016) noch nicht bekannt. Diskutiert werden eine erhöhte Kontraktilität der glatten Gefäßmuskelzellen, eine erhöhte Aktivität von Alpha-Adrenorezeptoren sowie der Einfluss von Vasokonstriktoren wie Thromboxan A2.

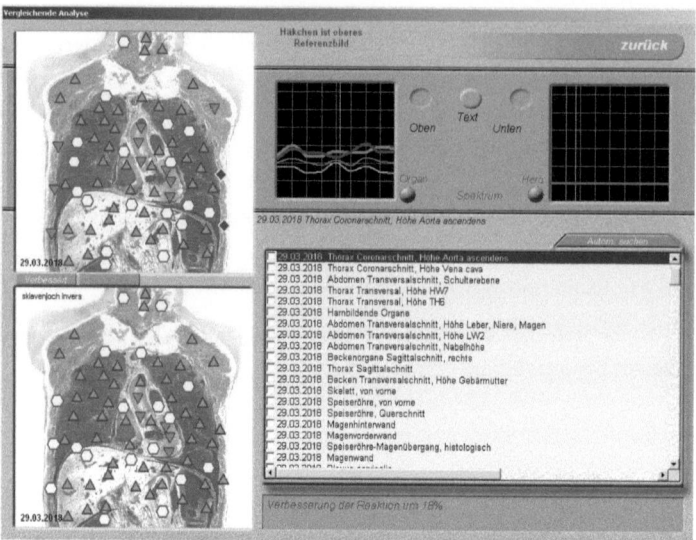

Abb. 130: *Thorax Coronarschnitt: Energetische Belastung im Bereich der Tho-raxmuskulatur auf beiden Seiten linksbetont.. Deutliche Verbesserung der Symp-tomatik nach Auflösung des Musters. Auf Nachfrage schildert die Patientin, dass sie immer schon sehr unbeweglich und unsportlich gewesen sei, dass sie sich immer sehr „niedergedrückt" fühle, manchmal regelrecht depressiv. Bei öffent-lichen Veranstaltungen sitze sie immer in der letzten Reihe, weil sie es in der Mitte nicht aushalte. Sprechen vor großen Menschenmengen sei ihr unmöglich, da würde sie die Aufregung nicht aushalten.*

Beurteilung: Ein interessanter Fall, zumal klar wird, dass die beschriebenen Thoraxschmerzen durch das karmische Muster eines Sklavenjochs bedingt sind, und nicht etwa durch ein Herzproblem. In der Schulmedizin würde man in so einem Fall von einem Thoraxschmerz unklarer Genese sprechen, nachdem sämtliche cardialen Ursachen mit Hilfe von Standarduntersuchungen wie EKG, Herzkatheteruntersuchung, Echokardiographie und laborchemische Untersu-chungen des Blutes ausgeschlossen worden sind. In der Aurachirurgie besteht für diesen Thoraxschmerz eine eindeutige Kausalität im Sinne des karmischen Musters des Sklavenjochs. Bezeichnenderweise löst dieses nicht nur einen Tho-raxschmerz aus, sondern hat auch andere Begleiterscheinungen wie gedrückte Stimmung, Nichtsprechenkönnen vor großen Menschenmengen sowie kalte Hände und Füße auf Grund der virtuellen Fesseln. Nach aurachirurgischer Ent-fernung des Sklavenjochs bleibt der Patient symptomfrei, der Druck auf dem Thorax ist verschwunden.

Thoraxschmerz ist ein häufig auftretendes Beschwerdebild (etwa 1,5% aller neuen Arzt-Patienten-Kontakte in der Primärversorgung), das auf eine Vielzahl von Erkrankungen zurückzuführen ist. Die Ursache kann sowohl im Thorax selbst, als auch in Organen außerhalb des Brustkorbs, wie etwa im Bauchraum (z.B. projizierter Schmerz bei Cholezystitis) zu finden sein.

Die wichtigsten Differentialdiagnosen für Thoraxschmerz sind:

- kardiovaskulär: Akutes Koronarsyndrom, Lungenembolie, Tachyarrhythmien, Perikarditis, hypertensive Krise, Myokarditis, Aortenklappenstenose, Aortendissektion

- pulmonal: Pneumothorax, Pneumonie, Pleuritis, Bronchialkarzinom

- gastrointestinal: Refluxösophagitis, Ösophagusruptur, Ösophagusspasmus, Roemheld-Syndrom, Ulcus ventriculi/Ulcus duodeni, Cholezystitis, Cholelithiasis, akute Pankreatitis

- muskuloskelettal: Costovertebrales Syndrom, Myalgien, Herpes zoster, Rippenfrakturen, Bandscheibenprolaps, Spinalkanalstenose, Interkostalneuralgie, Tietze-Syndrom, Morbus Bechterew

- psychogen: Herzneurose (Da-Costa-Syndrom), Panikattacke

Im Vergleich zwischen hausärztlicher und notärztlicher Versorgung ergeben sich deutliche Unterschiede in der Ursachenverteilung: Während im hausärztlichen Bereich die Ursache für Thoraxschmerz vorwiegend in muskuloskelettalen Erkrankungen (49%), gefolgt von kardiovaskulären (ca. 16%) und psychogenen (11%) Störungen zu finden ist, stellen in der notärztlichen Versorgung kardiovaskuläre Ereignisse (60%) die Hauptursache für Thoraxschmerz dar. Das karmisches Muster des Sklavenjochs findet sich in dieser Auflistung nicht. Gleichwohl kann es nicht mit herkömmlichen schulmedizinischen Nachweismethoden bewiesen werden, sondern ausschließlich durch aurachirurgische Techniken mit entsprechender Resonanzbildung. Neben der diagnostischen Domäne der Aurachirurgie imponiert insbesondere die therapeutische Wirksamkeit, denn nach Entfernung der karmischen Belastung aus der Aura des Patienten sind alle Symptome des thorakalen Drucks instantan verschwunden.

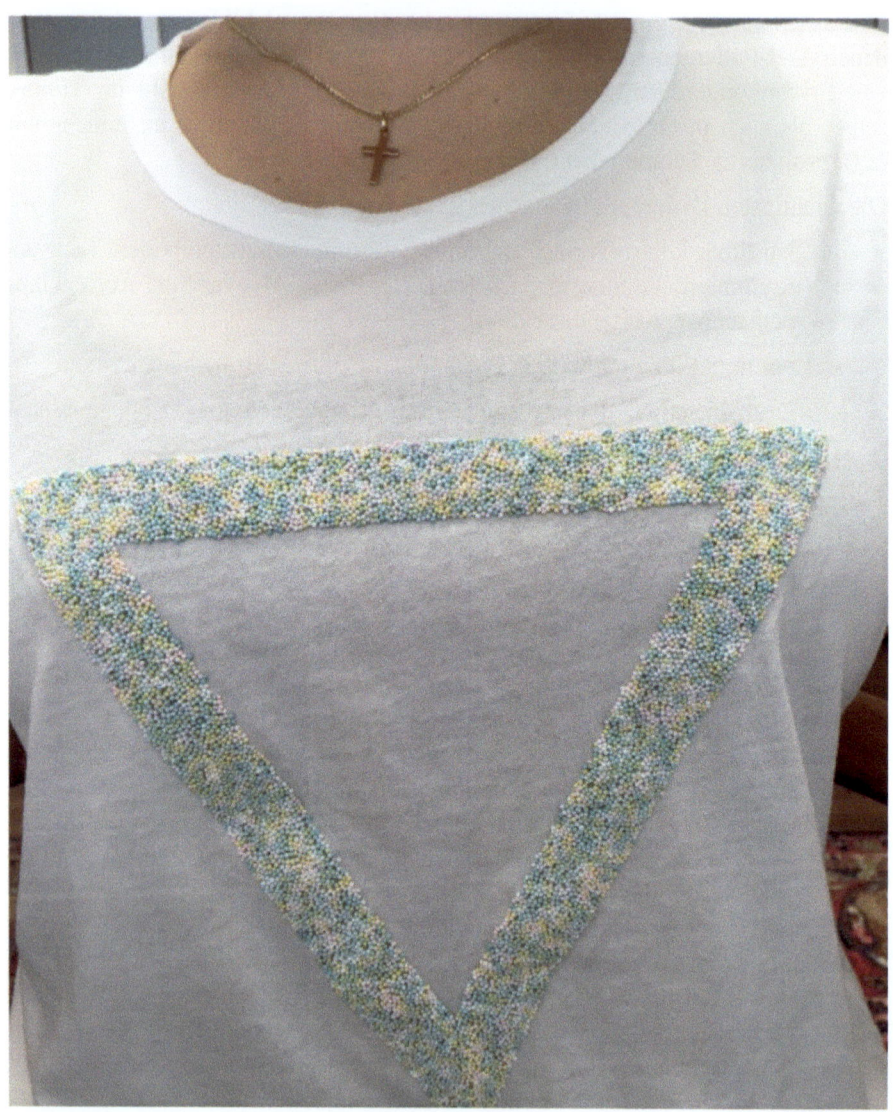

Abb. 131: *Nebenbefund: Es zeigt sich das karmische Muster der Schwarzen Magie, das in diesem Fall besonders eindrucksvoll nach außen getragen wird. Oben das christliche Kreuz als Halsanhänger, unten das Zeichen des Teufels mit einem nach unten gerichteten Dreieck. Vielleicht in der Hoffnung, dass beide Symbole sich gegenseitig neutralisieren bzw. in einem ausgewogenen Verhältnis zueinander stehen.*

Über den Autor

Dr. med. Mathias Künlen.

Studium der Humanmedizin an der LMU in München.

Studium der Informatik an der Fachhochschule München.

Deutsches medizinisches Staatsexamen 1988.

US amerikanisches medizinisches Staatsexamen FMGEMS 1989.

Facharzt für Neurologie seit 1994.

Gründer und Vorstand der Softmark AG Grünwald, Softwareentwicklung im Bereich des Cognitive Computing.

Gründer des IFA Institut für Aurachirurgie AG, Fürstentum Liechtenstein.

Shotokan Karate 1. DAN im DKV Deutscher Karateverband.

Kyusho Jitsu 1. DAN im DKV Deutscher Karateverband.

Für eine Kontaktaufnahme schicken Sie bitte eine E-Mail an

info@aurachirurgie.me

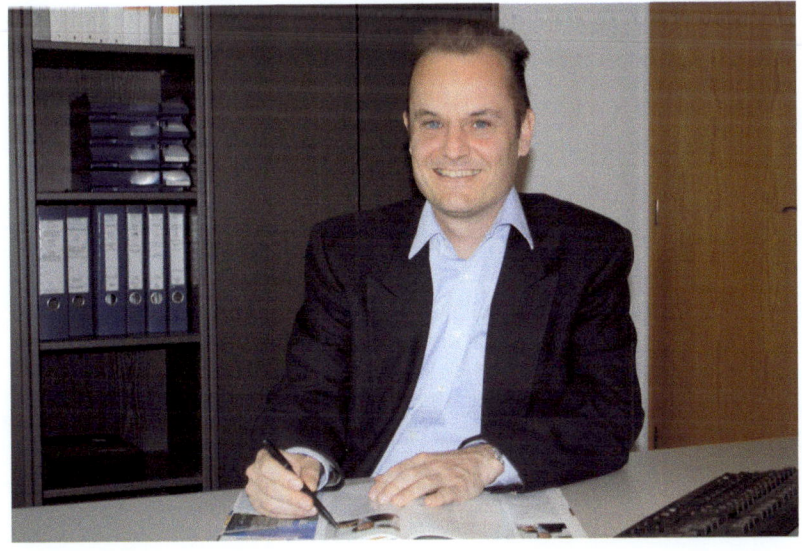

Index